Kali Sylvia von Kalckreuth & Frank B. Leder

GOLDENE MASSAGEREGELN

Gute Massagen geben von Anfang an mit TouchLife

naturaviva

Impressum

Die Studien und Erkenntnisse über die Anwendungen in diesem Buch wurden sorgfältig recherchiert und nach bestem Wissen und Gewissen wiedergegeben. Alle Informationen ersetzen aber in keinem Fall ärztlichen Rat und ärztliche Hilfe. Bei erkennbaren Krankheiten ist in jedem Fall ein Arzt oder medizinisch ausgebildeter Therapeut aufzusuchen. Der Verlag und die Autoren übernehmen keinerlei Haftung für Schäden, die sich durch falsche Anwendung der dargestellten Massagemethoden ergeben und übernehmen auch keinerlei Verantwortung für medizinische Forderungen.

⟶ Eine durchgezogene Linie beschreibt immer die Richtung, in der die Hände arbeiten.

┈┈► Eine Punktlinie beschreibt immer die Bewegung eines massierten oder gehaltenen Körperteils.

Gestaltung: Julia Graff
Lektorat: Simone Graff
Fotos: Michael Brem und Arthur Haag; Umschlag, hintere Klappe und Seite 149: Kali Sylvia von Kalckreuth & Frank B. Leder
Druck: Schweikert Druck, Obersulm

Dieses Buch wurde auf chlorfrei gebleichtem Papier und Materialien aus nachhaltiger Forstwirtschaft gedruckt.

4 3 2 1 | 2019 2018 2017 2016
ISBN 978-3-935407-33-5

Printed in Germany 2016

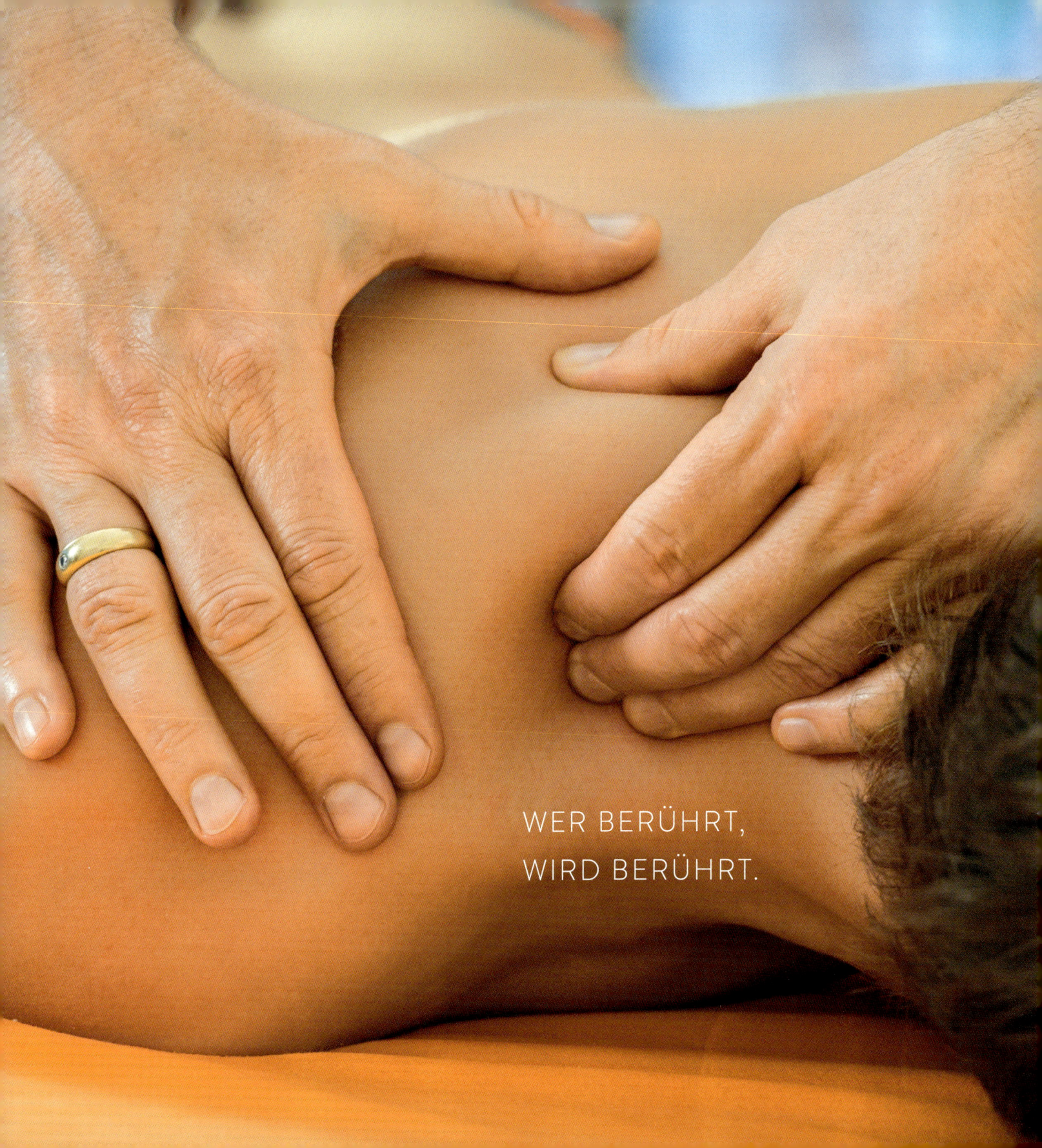

WER BERÜHRT,
WIRD BERÜHRT.

Inhaltsverzeichnis

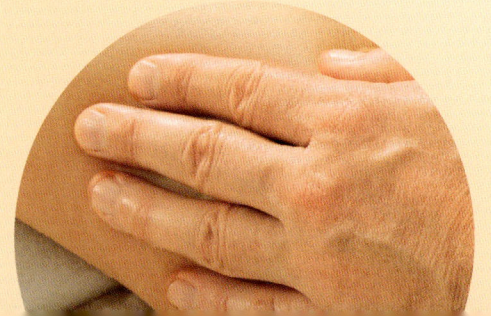
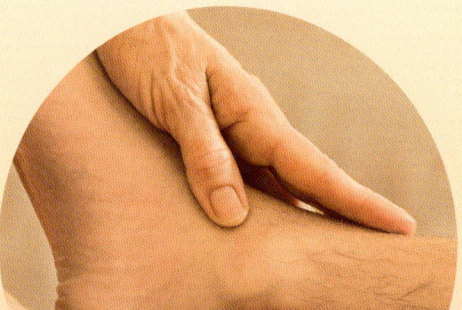
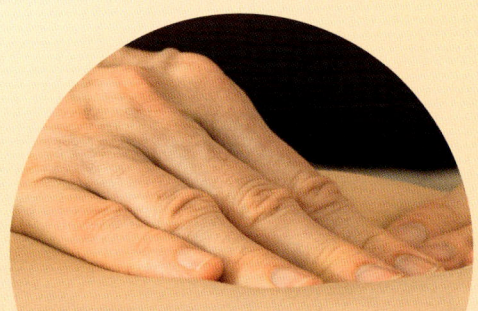

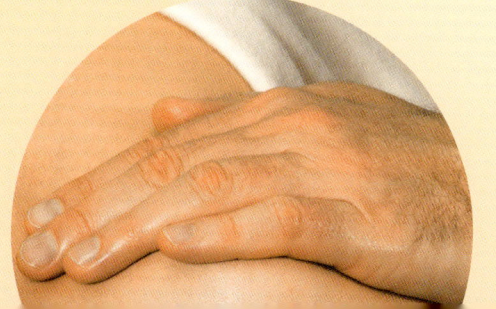
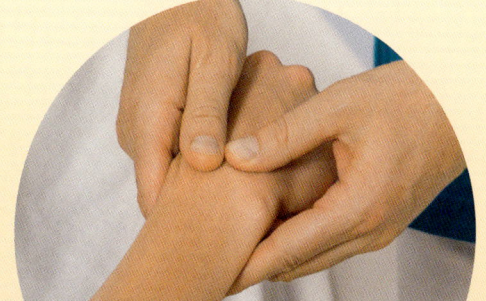
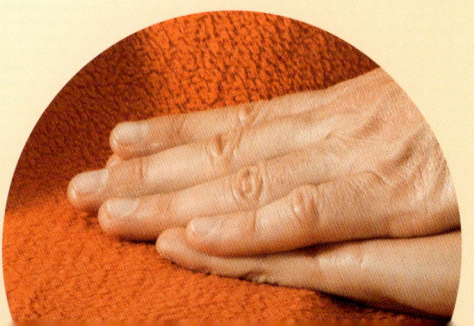

Wir widmen dieses Buch dem Wunderwerk der Hände.

Die anatomische Ebene

Schon der Handaufbau des Menschen versetzt uns immer wieder in Staunen: 27 Knochen bilden ihr formgebendes Grundgerüst. Über 30 verschiedene Muskeln und das Zusammenspiel verschiedener Gelenke mit 22 Achsen, um die Bewegung stattfinden kann, ermöglichen der menschlichen Hand eine außerordentliche Beweglichkeit und machen sie zu einem Feinwerkzeug.

Die sinnliche Ebene

Unzählige Tastkörperchen an der Handinnenfläche und den Fingerspitzen sind über viele Nerven mit der Schaltzentrale im Gehirn verbunden. Hände ermöglichen uns, ganz unterschiedliche Qualitäten der Berührung zu erfahren: Heiß, warm, kalt, nass, feucht, trocken, glatt, rauh, spitz, scharf, weich, nachgiebig, gestrafft, hart, beweglich, gespannt, fest… Kein elektronisches Massagegerät kann mit der ihnen innewohnenden Geschicklichkeit und dem außerordentlichen Feingefühl der Hände auch nur annähernd mithalten.

Die emotionale Ebene

Durch den Informationsfluss der Hände können wir Muskelgewebe als weich oder verspannt einordnen, energetische Fülle oder Leere unterscheiden, diese Stellen intuitiv orten und mitfühlend durch sie erahnen, wie sich eine bestimmte Stelle für den Empfangenden anfühlt und Bilder dazu in unserem Inneren entstehen lassen…

Die zwischenmenschliche Ebene

Wer berührt, wird berührt. Hände kommunizieren. Durch Gestik unterstreichen wir, was wir sagen. In der Massage sprechen die Hände still zu unseren Mitmenschen in der universellen Sprache der Berührung, handeln mitfühlend. Im Berührungsmedium unserer Hände verwandeln sich Ich und Du zum Wir.

Die spirituelle Ebene

Hände sprechen die Bewusstheit in jeder Zelle an, sie berühren das Leben. Mit unseren achtsamen Händen können wir ein Stück »Himmel« auf die Erde bringen.

Vorwort von Dipl.-Psych. Karlheinz Siegmund

Das Thema »Berührung« hat mich seit jeher faszi- niert. So nahm ich bereits in den 1980er Jahren an einem ganzheitlich ausgerichteten Massagekurs in der Toskana teil und konnte dabei eine besondere Be- gabung in mir entdecken. Im Bekanntenkreis waren meine Massagen daraufhin sehr begehrt. Bereits da- mals hätte ich mir gewünscht, diese Leidenschaft mit einem anderen Menschen teilen zu können, um nicht nur zu geben, sondern auch empfangen zu dürfen, doch dieses Glück erfuhr ich erst viele Jahre später. Während meines Psychologiestudiums hatte ich dann immer weniger Zeit, und musste zudem feststellen, dass mir als Psychotherapeut aus berufsethischen Gründen das Berühren der Klienten untersagt ist. Schnell wären sonst beispielsweise Missbrauchsvor- würfen Tür und Tor geöffnet. So konnte ich meine Gabe nicht mehr so, wie ich es mir ursprünglich vor- gestellt hatte, zur Unterstützung von Therapiepro- zessen nutzen.

Mit meiner Begeisterung konnte ich aber meine Part- nerin und spätere Ehefrau anstecken. Sie sah dann für sich eine berufliche Perspektive in der Mas- sagetätigkeit. Bei unseren Recherchen nach einer guten und fundierten Ausbildung stießen wir auf die TouchLife-Schule und meine Frau ließ sich dort zur TouchLife Praktikerin ausbilden. Später absolvierte ich selbst die TouchLife Grundausbildung. In meinem beruflichen Umfeld konnten wir uns dann sogar Auf- gaben teilen: Ich konnte mit meinen Klienten psycho- therapeutisch arbeiten, nährende Berührungserfah- rungen konnten einige meiner Klienten bei meiner Frau erleben.

Was ist nun das besondere an Berührung und Mas- sagen? Berührung ist nonverbale Kommunikation. Sie kann Wertschätzung ausdrücken, Mitgefühl oder auch Liebe. Wir alle wünschen uns »berühren-de Erfahrungen« (in diesen beiden Worten finden sich schon die wesentlichen Aspekte) oder empfinden Be- rührungen als verbindend.

Sie sind lebensnotwendig. Säuglinge würden ver- kümmern, wenn sie zwar ausreichend mit Nahrung und Wärme versorgt würden, aber keine Streichel- einheiten erleben dürften. Berührung beruhigt, ver- treibt Schmerzen, gibt Halt und Sicherheit, sie ver- mittelt Heilung, Herzensöffnung und kann über den Körper gelebte Spiritualität bedeuten. In neuerer Zeit hat auch die Wissenschaft die Bedeutsamkeit der »Berührungsthemen« entdeckt und deren Wirksam- keit auf die körperliche und seelische Gesundheit be- stätigt. Denn der Körper hat ein bestens ausgeprägtes Sensorium für Tast-, Druck- und Temperaturemp- findungen. Studien haben gezeigt, dass bei Massagen beispielsweise das körpereigene Hormon Oxytocin ausgeschüttet wird, das bindungsverstärkend wirkt, also zwischenmenschliche Beziehungen stabilisiert. Berührungen finden später im Erwachsenenalter meist viel seltener statt. Kommen sie im Bereich der Sinnlichkeit und Erotik vielleicht noch vor, so erleben wir sie mit zunehmendem Alter immer weniger. Das Bedürfnis danach ist deswegen nicht geringer ge- worden. Berührungen können Einsamkeit überbrü- cken, zeigen älteren Menschen wertschätzendes Miteinander und Respekt im gegenseitigen Umgang. Selbst demente Menschen sind in der Lage, Massagen zu genießen und vielleicht für einen kurzen Moment ihre Mitte zu finden.

In unseren heutigen Zeit steht auf der einen Seite eine Vielzahl von Massageangeboten zur Verfügung, wobei diese längst nicht mehr nur im Kontext medizinischer Behandlungen zu finden sind. Die professionellen Behandler haben die Bedürftigkeit der Menschen entdeckt und versuchen, diese Bedürfnisse zu befriedigen. Man kann sich glücklich schätzen, wenn man wenigstens zeitweise unter geschulten Händen die Last einmal ablegen kann und Entspannung und Loslassen erfährt. Sehr erfüllend könnte es jedoch auch sein, diesen Erlebnisraum mit einem geliebten Menschen oder Freund und in der Familie zu teilen. Gerade dort bestehen wunderbare Möglichkeiten. Gibt es etwas Schöneres, als einem nahestehenden Menschen Wertschätzung durch achtsame Berührung entgegenzubringen? Können Berührungen und respektvoller Umgang miteinander nicht neue Aspekte in zwischenmenschliche Beziehungen bringen?

Der »Lohn« ist Entschleunigung, Vertiefung von Beziehungen, Erleben von Sinnlichkeit und Körperlichkeit, Verbundenheit und Energieausgleich. Die »Kosten« sind gering, das notwendige Werkzeug sind die eigenen Hände, eine offene und positive Einstellung und als Grundvoraussetzung ein ruhiger, warmer, geschützter (vertrauensvoller) Raum – auch im übertragenen Sinne.

Das vorliegende Buch ermuntert auch Massage-Laien dazu, ihre Talente zu entdecken, das Gespür für schöne Berührungen zu verfeinern und eine eigene Berührungssprache zu entwickeln. Ein großes, dazugehörendes Geschenk ist es, sich Zeit füreinander und für einen intensiven Austausch zu nehmen. Dieser führt in einen besonderen Erlebnisraum, geprägt von Achtsamkeit, Respekt und mitfühlender Grundhaltung. Die »Goldenen Massageregeln« stellen dafür einen wertvollen, fundierten und auf langjährigen Erfahrungen basierenden Leitfaden dar; deren Beachtung ist schon beinahe die Garantie für eine gute Massage!

Ich wünsche den Leserinnen und Lesern dieses Buches wunderschöne, tiefgehende und berührende Erfahrungen, vielleicht auch die Lust, sich an eine weiterführende Ausbildung heranzutrauen.

Karlheinz Siegmund, psychologischer Psychotherapeut

Einleitung

In diesem Buch duzen wir dich, liebe Leserin, lieber Leser. Das Berührungsthema ist eines von Nähe. Deshalb haben wir uns für eine weniger distanzierte Sprache entschieden.

Wir berühren Menschen. Wir sind körpertherapeutisch ausgebildet und erarbeiteten in unserer Privatpraxis, die 1984 im Taunus eröffnet wurde, innerhalb von fünf Jahren ein ganzheitliches Behandlungskonzept. Wir nannten die Methode TouchLife Massage. 1989 begannen wir, Menschen darin auszubilden. Menschen möchten berühren – und berührt werden. Manche sagen, Berührung sei die ursprünglichste Form intuitiver Heilweisen. Und Berührung ist etwas sehr Natürliches.

Massage ist eine alte Kunst. Für uns steht sie im beruflichen Mittelpunkt, in dem wir unsere Berufung gefunden haben. Nach einem Jahrzehnt, in dem wir uns hauptsächlich als Massage-Behandler definierten, entwickelten wir uns mit dem Massagethema weiter zu Massage-Lehrern. Unsere Aufgabe sehen wir darin, Menschen, die mit ihren Händen anderes etwas Gutes tun möchten, dabei zu unterstützen, ihr Massagetalent ganzheitlich zu entfalten.

Da du dieses Massagebuch zur Hand genommen hast, wirst du vermutlich bereits positive Erlebnisse mit dem Massieren verbinden. Vielleicht massierst du deine/n Partner/in[1] oder Familienmitglieder intuitiv und spürst, dass es etwas Wunderschönes sein kann, auf diese Weise dir nahestehenden Menschen ein

Menschen möchten achtsam berührt werden

besonderes Wohlfühlerlebnis zu vermitteln. Und bist jetzt neugierig, mehr darüber zu erfahren und mit Tipps von Spezialisten deine Massagen auf ein höheres Niveau zu bringen. Das wirst du!

Wenn das Buch als Geschenk zu dir fand, nimm es als Zeichen, dass mindestens ein Mensch daran glaubt, dass deinen Hände eine besondere Begabung innewohnt und sich wünscht, du mögest etwas daraus machen. Das kannst du!

Unser Buch lädt dich ein, jetzt damit zu beginnen. Wir haben es hauptsächlich für Einsteiger geschrieben und teilen unsere Erfahrung gerne mit dir. Denn Massage ist sowohl im beruflichen als auch im privaten Kontext ausgesprochen wertvoll. Wir stellen dir für die Anwendung im Freundes- und Familienkreis bewährte Massagegriffe und -techniken vor, die relativ einfach nachzuvollziehen sind. Für beste Wirkung haben wir diese Techniken in harmonische Abläufe gefasst, die du mithilfe der erläuternden Abbildungen leicht nachahmen kannst. Du kannst mit diesem Buch spielerisch lernend unterschiedliche Massagesequenzen für fünf Körpersegmente entdecken, denn nicht nur am Rücken ist eine Massage angenehm.

Eine gute Massage ist mehr als die Anwendung korrekter Grifftechniken nach vorgegebener Choreografie. Dies gilt umso mehr, wenn man sich an einer ganzheitlichen Ausrichtung orientiert. Dann möchte man den Menschen als Ganzes berühren und nicht nur seine Muskeln oder Gelenke mechanisch bearbeiten. Dieser besonderen Massageform – wir bezeichnen sie auch als »achtsame Berührung« – ist unser Schaffen gewidmet.

---

1 *Für den leichteren Lesefluss schreiben wir nicht immer beide Geschlechterformen, sondern wechseln im Text ab, d. h. mal ist es der Massagepartner, mal die Massagepartnerin, die eine Massage empfangen darf.*

Was macht nun eine besonders gute Massage aus? Mit dieser Frage setzen wir uns seit über 30 Jahren intensiv auseinander. Für dich formulieren wir in diesem Buch sieben goldene Massageregeln, mit denen du von Anfang an Erfolgserlebnisse haben wirst:

1. Nehmt euch Zeit für einander
2. Gestalte einen Wohlfühlraum
3. Nimm eine achtsame Grundhaltung ein
4. Höre auf das, was der andere braucht
5. Respektiere Grenzen, deine eigenen und die des anderen
6. Wende Massagetechniken präzise und einfühlsam an
7. Verstehe, warum Berührung wirkt

»Das ist das ganze Geheimnis?« könntest du fragen. Ja. Und du wirst überrascht sein, in wie viele wichtige Details sich jede dieser sieben goldenen Regeln auffächern lässt. Erfahre mehr dazu im ersten Teil des Buches anhand praktischer Beispiele, Tipps und wertvoller Informationen, wie und warum die Beachtung dieser Punkte sich in vielerlei Hinsicht bei einer Massagebegegnung ganz positiv auswirkt.

Im zweiten Kapitel gehen wir auf Besonderheiten bestimmter Zielgruppen ein, zu denen auch deine Übungspartner gehören können: Massage für Freunde, Partner, Kinder, Babys, ältere Menschen. Und du lernst die wichtigsten Gegenanzeigen kennen, d.h. wir weisen auf gesundheitliche Einschränkungen hin, bei denen du besser nicht massierst.

Sieben goldene Massageregeln für besonders gelungene Massageerlebnisse

Im dritten Kapitel beginnt die Praxis, auf die du dich bestens vorbereitet umso mehr einlassen kannst: Massageabläufe für Rücken, Beine, Füße, Nacken, Kopf, Gesicht, Arme, Hände und Bauch. Das Besondere daran: Passend zu den Körpergebieten führen wir dich auch an einige ganzheitliche Vorgehensweisen heran. Damit dir – und deinen Massagepartnern – mithilfe der Massage der Zugang zum Körperbewusstsein gelingt, geben wir für jedes Körpersegment Anregungen für eure Vorgespräche. Und in jedem Massageabschnitt gibt es zusätzlich eine körperbezogene Spürübung, die du unabhängig von der Massagesituation nutzen kannst. All dies wird dich sicher inspirieren, noch achtsamer auf das Wunderwerk des Körpers – und was er zu erzählen hat – zu achten. Die TouchLife Methode stellen wir dir *in Kapitel vier* vor. Natürlich berücksichtigen auch intensiv geschulte und erfahrene Massagebehandler die sieben goldenen Regeln, angepasst an das professionelle Umfeld ihrer jeweiligen Berufsausübung. Darüber hinaus lernst du in diesem Kapitel die fünf Pfeiler kennen, auf denen diese komplementäre, also die Schulmedizin ergänzende Methode ruht und sich dadurch auch von anderen unterscheidet. Bei TouchLife geht es um Wohlbefinden, Tiefenentspannung, Regeneration sowie Bewusstheit für Körper und Geist.

An dieser Stelle sei darauf hingewiesen, dass wir dir mit diesem Buch bestmögliche Hilfe für ein selbstständiges Lernen und Üben bereitstellen. Das Selbststudium ersetzt jedoch nicht die Ausbildung in der Methode, zu deren Vollständigkeit noch wesentlich mehr als die hier gezeigten Griffe und Abläufe sowie weiteres Fachwissen gehören. Deshalb sind auch nur geprüfte Absolventen der sogenannten TouchLife Grundausbildung zur Verwendung des markenrechtlich geschützten Namens TouchLife® berechtigt.

Last not least: *Im fünften Kapitel* fassen wir Hintergrundinformationen zusammen: Ausbildungsbeschreibung und Tipps für Zubehör, Musik- und Literaturempfehlungen sowie unsere Lebensläufe.

In allen Abschnitten des Buches begegnet dir die Rubrik »Häufige Fragen«. Als wir die »Goldenen Massageregeln« für dich zusammenfassten, haben wir uns vergegenwärtigt, was die vielen Menschen, die wir bereits im Massieren unterrichten durften, beim anfänglichen Üben beschäftigt. Die Tipps dieser Rubrik helfen, viele Unsicherheiten zu

Mit Massage schenkst du Freude und Wohlbefinden

beseitigen – und sie mögen dir viele schöne Erlebnisse bereiten.

Schon die erste Massage, die du nach den sorgfältig aufbereiteten Anleitungen selbst geben kannst, wird für Freude und Wohlbefinden sorgen. Je mehr es dir gelingt, durch Übung die sieben goldenen Massageregeln zu beherzigen und miteinander zu verbinden, umso erfüllter wirst du beim Geben sein. Die Menschen, denen du Massagen schenkst, werden es spüren – und dir danken.

Viel Freude beim Berühren und Berührtwerden!

Frank B. Leder und Kali Sylvia von Kalckreuth im Sommer 2016

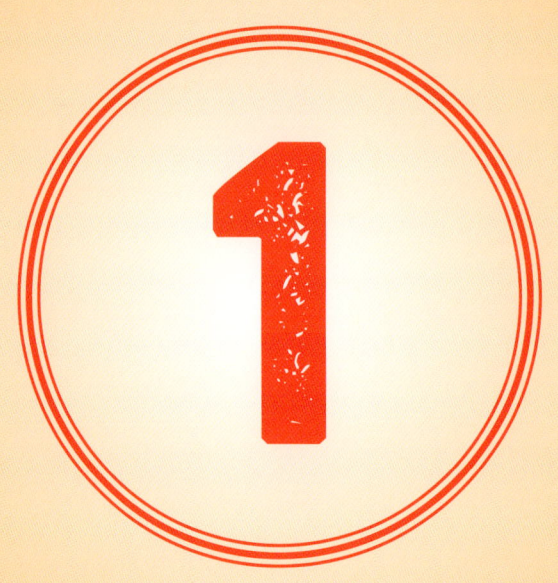

DIE GOLDENEN SIEBEN

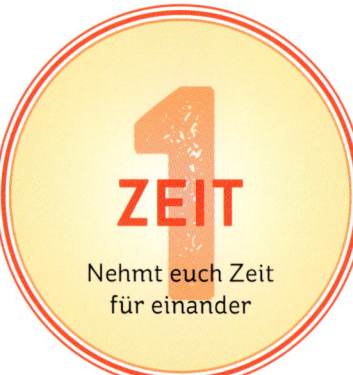

1 ZEIT
Nehmt euch Zeit
für einander

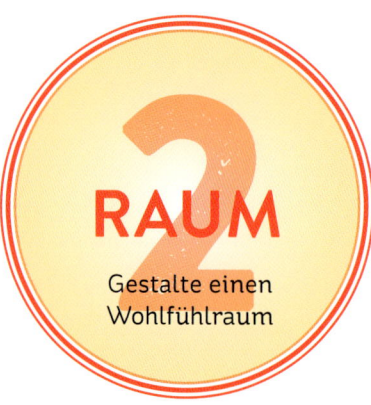

2 RAUM
Gestalte einen
Wohlfühlraum

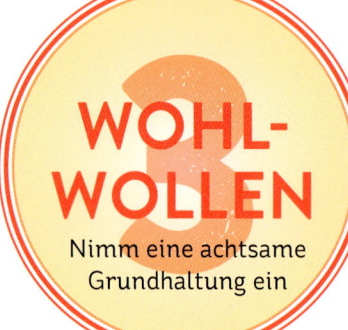

3 WOHL-WOLLEN
Nimm eine achtsame
Grundhaltung ein

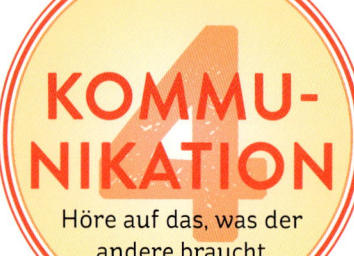

4 KOMMU-NIKATION
Höre auf das, was der
andere braucht

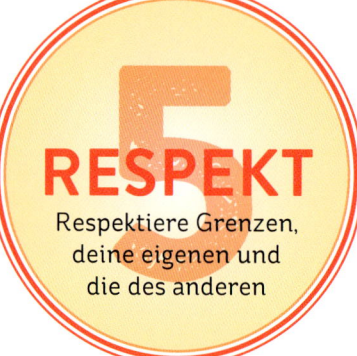

5 RESPEKT
Respektiere Grenzen,
deine eigenen und
die des anderen

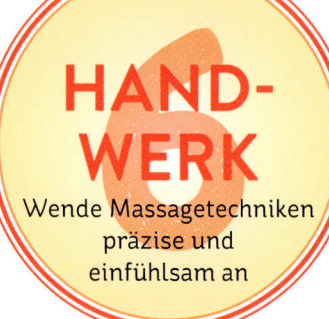

6 HAND-WERK
Wende Massagetechniken
präzise und
einfühlsam an

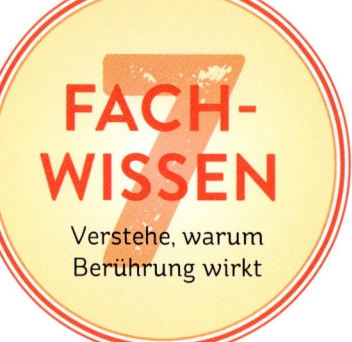

7 FACH-WISSEN
Verstehe, warum
Berührung wirkt

Eine Massage gelingt dann, wenn der Empfangende Vertrauen zu dir hat. Wenn er oder sie dir vertraut, kann er entspannen und die Massage annehmen und wirken lassen. Fehlt das Vertrauen in den Behandler, kannst du dich noch so sehr anstrengen, deine Massage wird keine Tiefenentspannung bewirken und – wenn überhaupt – nur wenig Erholung schenken. Diese sieben goldenen Massageregeln leiten dich darin an, Vertrauen entstehen zu lassen, damit deine Massage wirksam, erholsam und wohltuend ist.

1 Nehmt euch Zeit für einander

Kennst du den Wunsch, mit anderen Menschen eine sinnvolle Zeit verbringen zu wollen, die dich und die anderen erfüllt und in eine gute Stimmung bringt? Massage geben und empfangen bietet genau diese Gelegenheit, wertvolle Lebenszeit sinnhaft und erfüllt miteinander zu erleben. Diese Art von »Zeitvertreib« gibt eine hohe Lebensqualität, füllt erschöpfte Ressourcen auf und kann Quelle für ein Gefühl von tiefer Zufriedenheit sein.

Bewusst Zeit schenken – ein Zeichen hoher Wertschätzung

Zeit ist für viele Menschen ein zunehmend knappes Gut. Einem Menschen – oder sich selbst – bewusst Zeit zu schenken, ist ein Ausdruck hoher Wertschätzung. Beziehungszeit ist wertvoll. Nehmt euch Zeit für einander. Verabredet euch für eine Massage und haltet diesen Termin im Kalender frei. Manchmal wollen sich Hindernisse dazwischen stellen oder ihr habt das Gefühl, dass ihr besser noch etwas anders zu tun oder zu erledigen habt. Gebt der Ablenkung keinen Raum, bleibt bei der vereinbarten Zeit. Es gibt immer etwas, was sich wichtiger machen will. Eine feste Verabredung unterstützt euch in der Durchführung eures gemeinsamen Vorhabens.

Massage bringt Entschleunigung in den betriebsamen Alltag: Weil der Empfangende entspannen darf und weil der Gebende sich darauf konzentrieren kann, die Massage langsam und bewusst auszuführen. Das Arbeits- und Alltagstempo wird heruntergefahren. Du bist durch den Tag gehetzt? Bei der Massage darf wieder frei durchgeatmet werden, das gilt für Gebende wie Nehmende. Du kennst sicher das Gefühl, alles geht so schnell und du kommst kaum mit. Arbeit, Familie, E-Mails, Anrufe und so weiter. Das meiste davon zielorientiert, zweckgebunden, einer wertenden Effizienz unterworfen. Alles will deine Aufmerksamkeit. Zeit für eine Massage in diesem Sog von Tun, Wollen und Müssen zu reservieren, hilft auch, die Work-Life-Balance gesund auszupendeln und einmal der Beziehungszeit Priorität einzuräumen. Vielleicht denkst du nun, noch so ein Termin, der Kalender ist eh so voll. Schon wieder soll ich was tun. Stimmt. Aber dieser Termin ist anders. Du machst aus der Massagestunde, die du schenkst, eine Meditation, die auch dir Kraft gibt, dich beruhigt und aufatmen lässt. Bist du Empfangende, dann liegen die Vorteile noch klarer auf der Hand.

Möglicherweise gehörst du aber zu jenen Menschen, die kein bestimmtes Tagespensum zu erfüllen haben und viel Freizeit haben, die sie gerne sinnvoll gestalten würden. Auch dann bist du genau richtig hier im Erlernen der Massage.

Häufige Fragen

Wie lange kann und darf eine Massage dauern?

→ Die Massageabläufe im praktischen Teil des Buches sind so ausgelegt, dass die Massage ca. 20 Minuten dauert. Wir empfehlen, die Massagezeit nicht kürzer als 20 Minuten zu bemessen. Mit mehr Übung kannst du die Länge in Absprache mit dem Massagepartner ausdehnen. Entweder indem du die einzelnen Griffe öfters wiederholst, oder indem du zwei oder mehrere Massageabläufe kombinierst. Hinzurechnen kannst du immer noch die Vorbereitungszeit für die Gestaltung des Raumes, das Vorgespräch und die Nachruhe sowie ein Nachgespräch.

Wie kann das Geben und Empfangen einer Massage zur Meditation werden?

→ Meditation bedeutet, in seine innere Mitte zu gehen, achtsam im Hier und Jetzt zu sein. Genau in dieses Jetzt bringt dich das Geben der Massage: Jetzt stellst du dich auf die Aufgabe ein, für einen Menschen da zu sein und ihm eine gute Massage zu schenken. Im Empfangen: Jetzt spürst du deinen Körper, jetzt deinen nächsten Atemzug, jetzt deine Gedanken, Gefühle und Energie. Dadurch erfahren viele Menschen eine innere Ausgeglichenheit und Ruhe, ganz ähnlich wie es während einer Meditation sein kann. Die Massage kann auf diese Weise eine meditative Zeit des Innehaltens und Besinnens werden – für beide.

Massage als meditative Zeit des Innehaltens und Besinnens – im Geben wie im Nehmen

Wenn die Massage entschleunigen soll, bedeutet das auch, dass die Griffe immer langsam ausgeführt werden müssen?

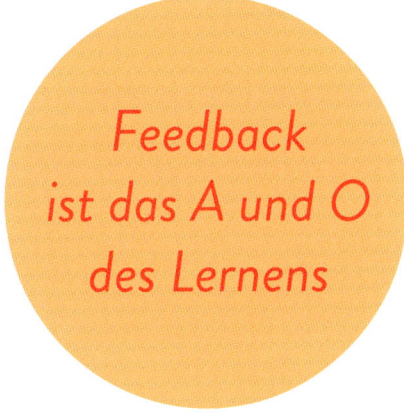

Feedback ist das A und O des Lernens

→ Massagegriffe müssen nicht zwangsläufig immer langsam ausgeführt werden. Gute Erfahrungen haben wir jedoch damit gemacht, die ersten Berührungen bewusst langsam auszuführen. Das hilft, in der Situation anzukommen und es signalisiert dem Empfangenden, dass er keine Sorge vor abrupten Bewegungen haben muss und deshalb auch entspannen darf. Wichtig ist, durch Nachfragen zu erfahren, wie der Massagepartner den Griffrhythmus empfindet und ob ihm das Tempo behagt. Falls nicht, kann der Gebende das Bewegungstempo der Hände dem Feedback anpassen.

Gibt es eine optimale Tageszeit für die Massage?

→ Darauf kann es nur individuelle Antworten geben. Die eine möchte die Massage am Vormittag, weil das für sie gleichbedeutend für einen ganzen, entspannten Tag steht. Der andere möchte die Massage erst nach Feierabend, weil er sich nicht vorstellen kann, nach einem Wohlfühlerlebnis noch einmal in den Arbeitsmodus zu wechseln. Kinder genießen die Massage von Mama oder Papa gerne vor dem Einschlafen. Manche Erwachsene sind hingegen durch den Energieschub, den sie durch die entspannende Wirkung nach der Behandlung spüren, so wach, dass an Einschlafen erstmal nicht zu denken ist. Wie ist es wohl für dich?

2 Gestalte einen Wohlfühlraum

Wenn du eine Massage verschenken möchtest, gehört die Vorbereitung – und später auch das Aufräumen – des Massageplatzes zum Geschenk dazu! Wähle einen Raum, in dem du dich möglichst ungestört der Massage widmen kannst. Räume das Zimmer vor der Massage auf. Stelle das Telefon leiser, das Handy nimmst du am besten gar nicht erst ins Massagezimmer hinein. Bitte die Mitbewohner, das »Behandlungszimmer« für die Dauer der Massage als geschützten Raum zu achten. Zur Erinnerung kannst du verabreden, dass du einen Zettel an die Tür hängst, der die Dauer der Massage ankündigt. Vielleicht möchtest du auch eine Duftlampe aufstellen mit einem ätherischen Öl, das den Raum mit einem angenehmen und unaufdringlichen Duft erfüllt. Achte auf die Beleuchtung: Der Liegende darf nicht von einem Licht geblendet sein, wenn er auf dem Rücken liegt, weil das die Entspannung behindert. Eine indirekte Beleuchtung eignet sich hingegen gut. Das Zimmer, in dem du massierst, muss vor Zugluft geschützt sein. Damit sich der Massagepartner wohlfühlen kann und nicht auskühlt, kann der Raum mit ca. 23°C leicht »überheizt« sein. Wenn du keinen Massagetisch hast, benötigst du auf dem Boden eine ebene Fläche von 2 × 3 Metern. Die reine Liegefläche ist mit etwa 80 cm Breite und 2 Metern Länge zu bemessen. Als Massierender musst du dich von allen Seiten ungehindert um den Partner herum bewegen können. Je nachdem, an welcher Stelle du massierst, wirst du seitlich neben dem Körper, am Kopfende oder an den Füßen sitzen bzw. stehen.

Einen wohligen Platz gestalten und Störungen eliminieren

Die Massageunterlage besteht idealerweise aus etwa 6 cm dickem Schaumstoffpolster. Der Körper kann darin weich einsinken, ohne durchzuhängen. Alternativ kannst du Isomatten oder aufeinandergelegte Decken als Unterlage verwenden, auch eine Luftmatratze kann als Massagefläche dienen. Die Unterlage darf aber nicht zu weich sein, da in Bauchlage sonst ein Hohlkreuz entsteht, das durch den Druck der Hände, z. B. bei der Rückenmassage, noch verstärkt würde. Deshalb sind Betten als Massageplätze nicht geeignet, zumal man um die meisten Betten nicht herumgehen kann. In Verbindung mit den federnden Lattenrosten bieten sie dem liegenden Körper für die Massage zu wenig stabilen Halt, vor allem, da der Massierende auf den Seitenrändern sitzen oder knien muss.

Die Unterlage bedeckst du mit einem einfachen Bettlaken oder einem großen Handtuch. Darauf legt sich dein Massagepartner. Du benötigst ein zweites Laken bzw. Handtuch, um den Partner zuzudecken. Bei der Massage deckst du immer nur den Teil des Körpers auf, den du massieren möchtest. Alle anderen Partien bleiben warm verhüllt. Einerseits verliert der Körper auf diese Weise weniger Wärme, zum anderen fühlt sich der Massagepartner meist besser aufgehoben, wenn er teilweise zugedeckt ist. Vollständig entblößt vor einem anderen Menschen zu liegen, das mag bei Lebenspartnern noch unproblematisch sein. Im erweiterten Freundes- und Familienkreis gilt jedoch, die Schamgrenze zu achten.

Zwei Laken oder große Handtücher, Knierolle, Kissen und Massageöl

Nur eine Partie aufdecken, der restliche Körper bleibt warm zugedeckt

Ein flaches Kissen sorgt in der Rückenlage als kleine Erhöhung unter dem Kopf für Entspannung. Ein wichtiges Hilfsmittel für deine Massagesitzung ist eine weiche Rolle, zum Beispiel eine zusammengerollte Wolldecke. In der Bauchlage liegt diese Rolle unter den Fußknöcheln. Wenn dein Partner auf dem Rücken liegt, schiebst du die Rolle unter seine Kniegelenke. In beiden Positionen werden die Gelenke der Beine und die Hüftgelenke durch die unterstützende Rolle in eine ergonomische Ruheposition gebracht. Entscheide vor der Massagestunde, ob du am Boden massieren kannst oder ob es günstiger ist, an einem Tisch aufrecht zu stehen. Du kannst probeweise am Boden sitzend üben und dir vorstellen, du massierst einen Rücken, der groß ist. Geht das für dich oder überbeanspruchst du deinen eigenen Rücken damit?

Achte darauf, dass du als Gebende selbst eine gute Haltung einnimmst. Wenn du einen stabilen Tisch besitzt, kannst du mit Decken und Matten einen Massagetisch improvisieren.

Wenn die Massage für dich zum Hobby wird, kannst du dir überlegen, einen Massagetisch zu kaufen.[2] Achte darauf, dass deine Hände einen neutralen Geruch haben, ebenso deine Kleidung. Raucher verzichten aus Rücksichtnahme vor der Massage auf ihre Zigarette. Weitere Hilfsmittel und Tipps für die optimale Vorbereitung erläutern wir ausführlicher in Kapitel 3 (Seite 60 ff.)

2 *In Kapitel 5 sind weiterführende Information zu Massageliegen.*

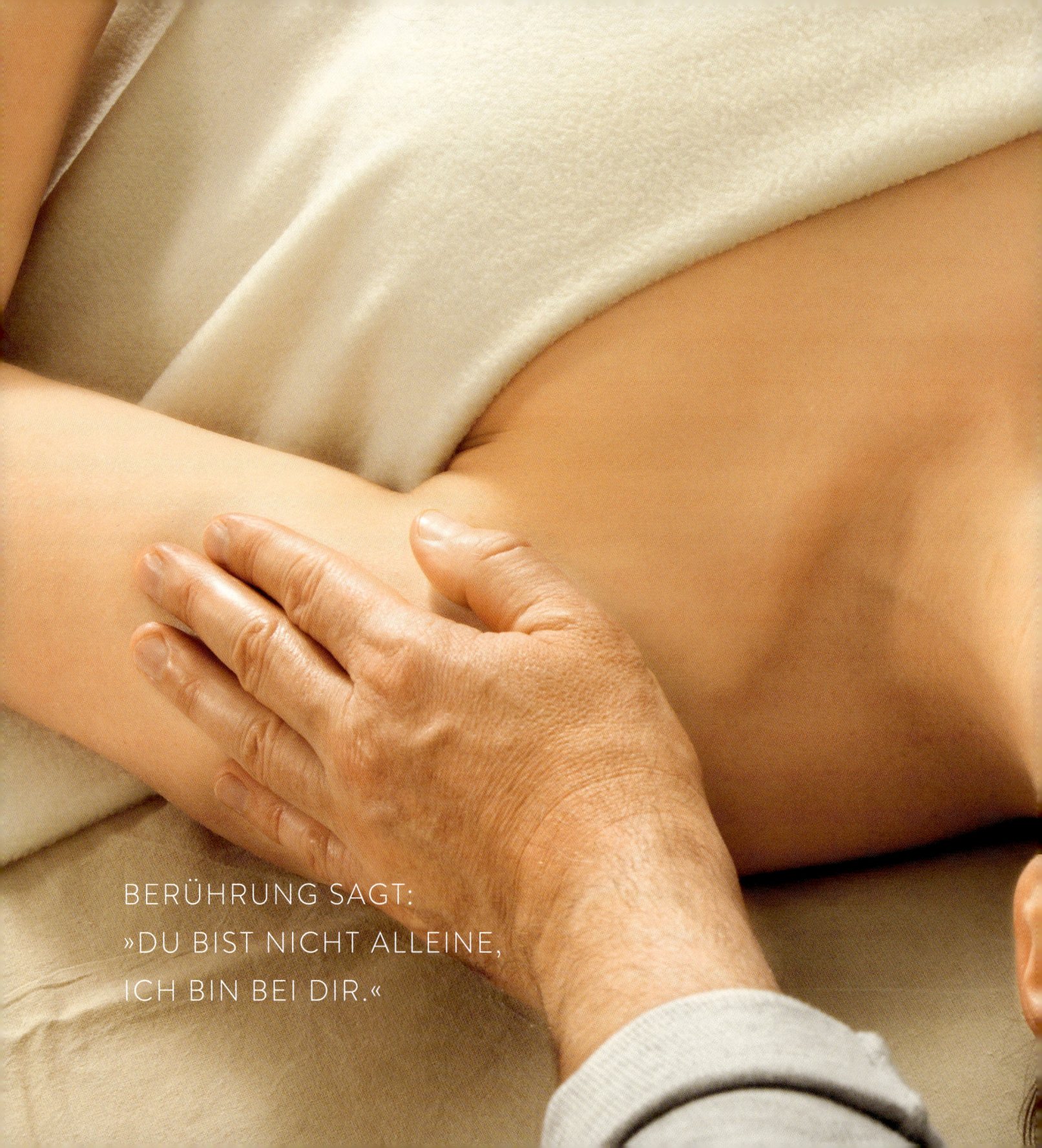

BERÜHRUNG SAGT:
»DU BIST NICHT ALLEINE,
ICH BIN BEI DIR.«

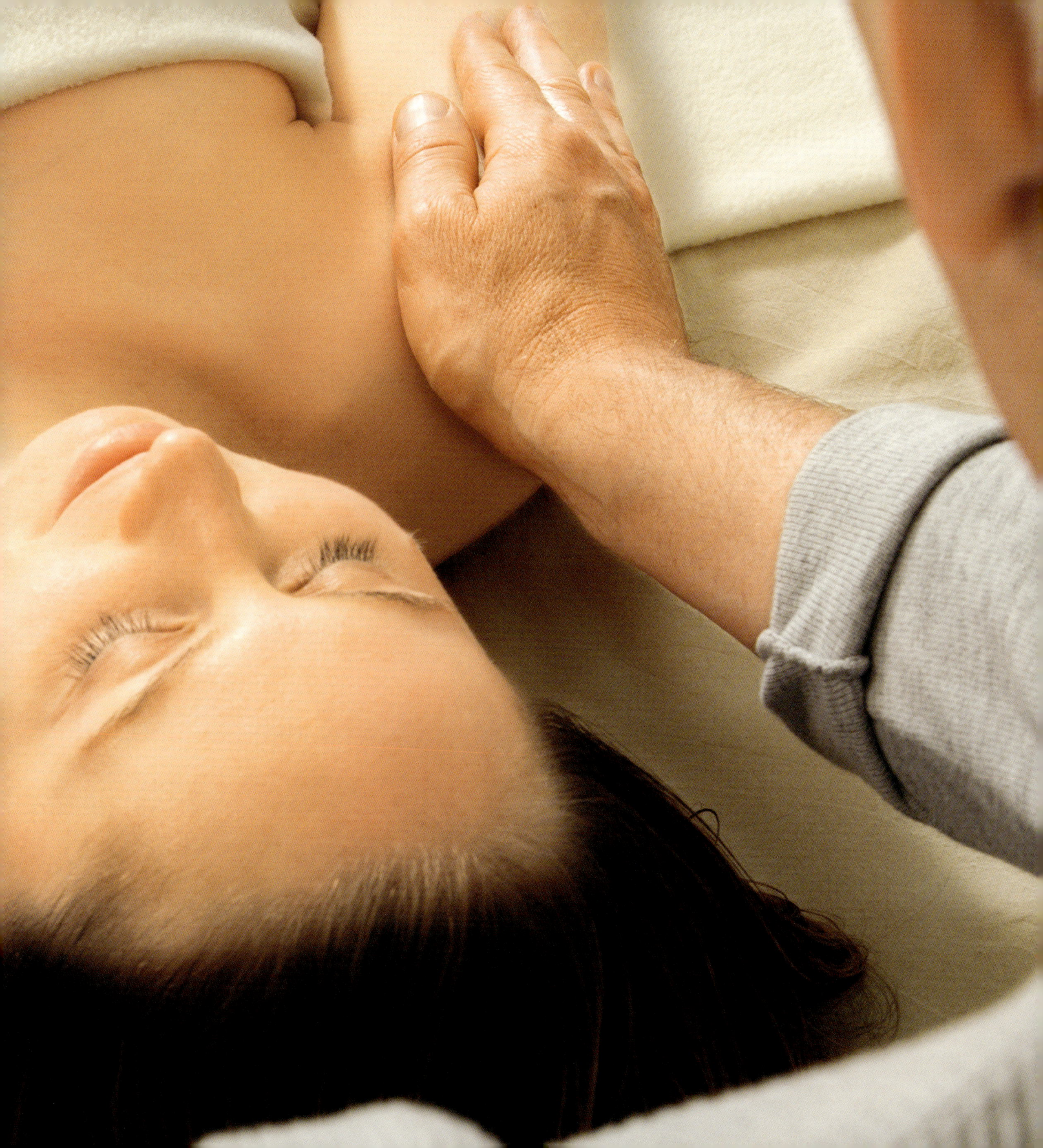

Häufige Fragen

Boden oder Tisch – was ist besser für den Massierenden? Und was ist besser für den Empfangenden?

→ Wenn man gelenkig ist und gut auf dem Boden knien oder hocken kann, wird die Massage am Boden kein Problem sein. Ansonsten ist es für die Behandler leichter, im Stehen zu arbeiten. Für die Empfangenden spielt es keine so große Rolle, ob sie auf einem Tisch oder am Boden liegen. Wichtiger ist die Art und Polsterung der Unterlage.

Ist es anstrengend, eine Massage zu geben? Worauf sollte man achten?

→ Zu massieren heißt, mit dem ganzen Körper – besonders aber mit Händen und Fingern – Bewegungen auszuführen. Wenn du keine gesundheitlichen Bewegungseinschränkungen hast, wird dir eine 20-Minuten-Massage leichtfallen. Je länger die Massage dauert bzw. wenn du mehrere Behandlungen hintereinander gibst, umso mehr leistest du. Wenn dich die Massage am Boden anstrengt, versuche das nächste Mal, an einem Tisch zu massieren. Um sich einem anderen Menschen zu widmen, für ihn einen Wohlfühlraum zu gestalten und auf ihn einzugehen, bedarf es der Bereitschaft und Konzentration. Du kannst nach der Massage einige Minuten Ausgleichsgymnastik machen und dir bewusst machen, dass du einem anderen Menschen etwas Gutes getan hast.

Braucht man unbedingt Öl zum Massieren?

→ Öl ist wichtig, damit die Hände gut über die Haut gleiten können. Ohne Öl zieht und reißt es sonst. Viele fließende Massagegriffe sind erst damit durchführbar. Am besten eignen sich Öle oder spezielle Balsame und Lotionen. Es gibt viele wunderbare Massageöle mit und ohne ätherische Öle (siehe auch Seite 60 f.). Wichtig ist, dass du die Empfangende das Öl und den Duft wählen lässt. Es gibt Menschen, die Öle auf Nussbasis nicht vertragen. Ist dies der Fall, frage nach, ob sie eine spezielle Körperlotion hat oder vielleicht Jojobaöl verträgt.[3]

3 *Empfehlungen zu Massageölen sind in Kapitel 5 zu finden.*

3 Nimm eine wohlwollende Grundhaltung ein

Eine Massage zu geben, bietet die Chance, dich in eine gute Stimmung zu versetzen. Ein positiv ausgerichteter Geisteszustand kommt dir und dem Empfangenden zugute. Denn der Empfangende vertraut sich dir an und öffnet sich. Dafür möchtest du dein Bestes geben. Jemanden so zu berühren, dass er sich wohlfühlen und öffnen kann, erfordert Achtsamkeit und wohlwollende Präsenz.

Was ist eine wohlwollende Haltung und warum wirkt sie sich so positiv auf den Gebenden und Empfangende aus? Wohlwollen entsteht durch das Wissen, das der andere ein fühlendes Wesen ist. So wie du selbst, ist auch der Andere ständig mit angenehmen und unangenehmen Gefühlen und körperlichen Befindlichkeiten beschäftigt. Du weißt, wie sich Unwohlsein anfühlt und wie gut es tut, wenn jemand daran Anteil nimmt und dir Mitgefühl entgegenbringt. Genau das kannst du nun tun, mit deinen Händen und deiner achtsamen Gegenwärtigkeit. Für die Zeit der Massage lässt du dein Wohlwollen durch deine Hände zu dem Anderen strömen. Wenn dabei störende Gedanken auftauchen, was durchaus normal ist, dann kannst du dich wieder auf deine Hände besinnen und von den Ablenkungen wie Sorgen, Planungen usw. zum Fühlen wechseln. Du wirst

Wer sich massieren lässt, schenkt Vertrauen

merken, dass sich dein Geist beruhigt und du dich augenblicklich besser fühlst. Eine negative Stimmung hat ihren Ursprung meist in unbewussten und sorgenvollen Gedanken. Du kannst ihnen ihre Schwere nehmen, indem du keine weitere Energie hineingibst, sondern dich auf das Spüren deines Körpers und dem, was deine Hände in der Berührung wahrnehmen, konzentrierst. So entziehst du der unruhigen Aktivität der Gedanken für eine Weile ihre Nahrung. Das ist neben anderen Ursachen ein Grund dafür, dass sich die Behandler oft sehr gut fühlen, wenn sie eine Massage gegeben haben. Sie waren ganz präsent im Hier und Jetzt und hatten Gelegenheit, ihr Mitgefühl und Wohlwollen über ihre Hände auszudrücken. Und ein kleines Geheimnis ist, dass du Unterstützung von den sogenannten guten Kräften bekommst, wenn du etwas mit Liebe und Wohlwollen tust. Sie warten nur darauf, das Wohlwollende zu fördern. Probiere es aus, immer wieder!

Störende Gedanken lächelnd vorüberziehen lassen

Häufige Fragen

Wie kann ich mich in einen wohlwollenden Geisteszustand versetzen?

→ Du fängst am besten bei deinen Gedanken an. Vergegenwärtige dir die Situation: Jemand schenkt dir Vertrauen und erlaubt dir, ihn zu berühren. Dieser Gedanke kann dich mit Freude erfüllen. Du kannst etwas Gutes tun und dein Talent entwickeln. Vermeide, in die andere Richtung zu gehen mit deinen Gedanken, wie z. B. dass du daran zweifelst, eine gute Massage geben zu können, dass du Angst hast, Griffe zu verwechseln. Sorgen und Zweifel bringen dich eher in einen negativen Zustand.

Test: Widme dich einem positiven und aufbauenden Gedanken. Wie fühlt sich dein Körper dabei an und wie ist deine Körperhaltung? Nun denke an etwas, das dich runterzieht. Wie fühlt sich dein Körper und deine Haltung jetzt an? Merkst du den Unterschied? Mit welcher Energie möchtest du lieber in die Massage gehen? Sei gut zu dir, fördere dein Talent, befähige dich, wage das Abenteuer, freue dich darauf, jemandem dein Wohlwollen und deine Achtsamkeit zu schenken.

Kann der Empfangende spüren, wie es dem Behandler geht?

→ Ja und Nein. Es gibt Menschen, die spüren sofort, wie es dem anderen geht, besonders in einer Situation der Nähe. Andere haben eine dickere Haut und bemerken es nicht. Die meisten sind so von ihrem Wohlgefühl und dem Glück, eine schöne Massage erhalten zu dürfen, erfüllt, dass dies ihren ganzen Erlebnisraum ausfüllt.

Wenn ich stimmungsmäßig keinen guten Tag habe, kann ich dann trotzdem massieren?

→ Probiere es aus. Du könntest dabei üben, eine weniger gute Stimmung beiseite zu schieben und dich auf eine Veränderung einzulassen. Sobald du anfängst, die Aufgabe anzunehmen, für eine verabredete Zeitdauer einem Menschen zu dienen, gehst du in deine Kraft. Die Erfahrung zeigt, dass das Geben einer Massage hilft, im Hier und Jetzt anzukommen, weil man sich beim Geben auf das Spüren konzentriert und negative Gedanken nicht weiter befeuert werden.

Wenn du jedoch feststellst, dass du tatsächlich in sehr schlechter Verfassung bist, die es dir nicht gestattet, dich zu konzentrieren, oder wenn du körperliche Einschränkungen hast, z. B. starke Kopfschmerzen oder eine akute Erkältung, dann sage die Massage ab.

Wenn der Empfangende »einen schlechten Tag hat« und ich ihn massiere, kann sich die schlechte Stimmung dann auf mich übertragen?

Du bist nicht verantwortlich für die Probleme anderer

→ Wenn du erfährst, was den Massagepartner belastet, worüber er sich sorgt oder was ihm fehlt, wird dich das nicht unberührt lassen. Du kannst mitfühlend sein in dem Bewusstsein, dass jeder auch schwierige Zeiten durchläuft. Dein hilfreicher Beitrag besteht darin, dem anderen zugehört und ihm durch die Massage Rückhalt gegeben zu haben. Du bist nicht verantwortlich dafür, die Probleme anderer Menschen zu lösen. Wenn du dir das vergegenwärtigst, wirst du in deiner Mitte bleiben können und dich sogar darüber freuen, dass du einem Mitmenschen beistehen durftest.

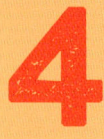

Höre auf das, was der andere braucht

Die Massage kann dann richtig gut gelingen, wenn du herausgefunden hast, wie es deinem Partner heute geht und wie du auf seine individuelle Befindlichkeit mit deiner Massage eingehen kannst. Zu hören, was der andere braucht, bedeutet, mit ehrlichem Interesse und großen Ohren zu lauschen und das Gesagte offen aufzunehmen. Manchmal glauben wir zu wissen, was der Andere brauchen könnte und gehen teilweise so weit, es dem anderen aufzuzwingen. Ganz nach dem Motto: »Ich weiß was dir fehlt und was du brauchst, damit es dir besser geht.« In manchen Fällen erkennt der Behandler von außen klarer, was dem anderen helfen könnte. Es nützt aber leider wenig, wenn der Empfangende dies nicht selbst erkennt und formuliert. Selbsterkenntnis, die im Inneren aufsteigt, ist bekanntlich der erste – und wichtigste – Schritt zum Heilwerden.

Ein guter Behandler ist auch ein guter Zuhörer

Du kannst deinen Partner unterstützen, zu dieser Erkenntnis und Formulierung zu finden, indem du einen Mitteilungsraum schaffst und hörst, was der Andere tatsächlich sagt. Eine gute Methode, um zu überprüfen, ob du die Mitteilung richtig verstanden hast, ist das »Spiegeln«. Das bedeutet, du wiederholst in einigen Worten sinngemäß und frei von Wertung, was dein Partner äußerte und fragst: »Habe ich dich richtig verstanden? Hast du es so gemeint?« Daraufhin kann dein Partner bestätigen und gegebenenfalls korrigieren. Das Spiegeln ist eine wundervolle Sache. Warum? Selten haben wir das Gefühl, das der Andere uns wirklich zugehört oder uns verstanden hat. Das Spiegeln vermittelt dem Anderen, dass er gehört und ernst genommen wurde.

Für die sich anschließende Massage behältst du dir das Gesagte und lässt deine Hände umsetzen, was du gehört hast. Es bedeutet, dass du das Körpersegment massierst, welches Massage braucht und die Stellen beachtest, die besondere Aufmerksamkeit wünschen. Deine Zugewandtheit drückt sich auch dadurch aus, dass deine Hände sich in Druck und Tempo auf die Befindlichkeit deines Partners einstellen. Dies bedeutet, dass du während der Massage nachfragst, ob die Massage gut ankommt und ob du etwas anders machen kannst. Vielleicht denkst du, ich will doch massieren und nicht reden. Das ist auch fast richtig so, denn über das Wetter, Politik oder irgendetwas zu reden, was nichts mit der Massage und dem Spüren zu tun hat, würde in jedem Fall von der Massage ablenken. Findest du jedoch die richtigen Worte, die das Hineinspüren in den Körper fördern, so wird deine Massage noch wirksamer. Sich verstanden fühlen schafft Vertrauen, und Vertrauen fördert die Entspannung und das Loslassen.

Als Massierender erklärst du dem Massagepartner, dass er die Massagegriffe still genießen darf, aber nicht zum Schweigen verpflichtet ist. Der Empfangende kann jederzeit eine Frage über die Massage stellen, seine Empfindung beschreiben kann oder zum Beispiel Druck und Tempo deiner Griffe korrigieren.

Das Gesagte aufnehmen und würdigen, nicht beurteilen

WICHTIG: Sollte eine Berührung unangenehm oder schmerzhaft sein, ist es besser, der Empfangende signalisiert das sofort anstatt eine unangenehme Berührung auszuhalten und darauf zu hoffen, dass die Massage hoffentlich bald vorbei sein möge.

Der Empfangende darf seine Bedürfnisse während der Massage jederzeit äußern. Nach der Massage ruht der Empfangende idealerweise einige Minuten nach und genießt einfach seinen entspannten Zustand. Nach dem Ankleiden könnt ihr euch zusammensetzen und über das Erlebte austauschen: »Gab es Massagegriffe, die dir besonders gut getan haben? Ist es dir gelungen, dich zu entspannen? Hast du Tipps, wie ich meine Grifftechnik verbessern könnte?« Solche einladenden Fragen öffnen den Gesprächsraum. Bedanke dich für alle Mitteilungen und würdige den Massagepartner nochmals dafür, dass er dir sein Vertrauen geschenkt hat.

Häufige Fragen

Meinen Lebenspartner kenne ich gut. Kann ich das Vorgespräch deshalb überspringen und gleich die Massage beginnen?

→ Gerade in einer Partnerschaft, wo man vielleicht zu wissen glaubt, was der Andere braucht, ist das Gespräch vor der Massage wichtig. Wie geht es dir jetzt? Welches Körpersegment braucht heute Unterstützung? Möchte die linke oder rechte Seite (bei Rücken, Arm- oder Beinmassagen…) zuerst behandelt werden? Diese Beispiele körperbezogener Fragen machen bewusst, dass ihr im Begriff seid, eine besondere Situation von Nähe miteinander zu teilen, in der ihr verschiedene Rollen – Gebende/r und Nehmende/r – einnehmen werdet.

Wie geht man mit dem um, was der andere mitteilt?

→ Vertraulichkeit ist oberstes Gebot. Du wirst also Dritten nichts davon erzählen, was du in der geschützten Atmosphäre der Massagesituation erfahren hast. Ausnahme: Für den seltenen Notfall, dass du jemanden massierst, der sehr verzweifelt ist und du befürchtest, dass diese Person ohne Unterstützung von außen nicht aus ihrer Notlage herausfindet, solltest du überlegen, wie am besten eine professionelle Hilfe hinzugezogen werden kann.

Wie verhalte ich mich, wenn zum Beispiel medizinische Fachbegriffe genannt werden, die mir unbekannt sind oder Symptome oder Krankheiten beschrieben werden?

→ Bedanke dich für die Offenheit, mit der du solche Phänomene geschildert bekommst und erinnere den Massagepartner freundlich daran, dass du kein ausgebildeter Behandler bist, sondern gerade erst beginnst, Erfahrungen im Massieren zu sammeln. Wenn es sich um zurückliegende Erkrankungen handelt, die keine Beschwerden mehr verursachen, kannst du die Massageübung durchführen. Sollten die Beschwerden akut sein, solltest du in dem betroffenen Körpersegment nicht massieren und den Massagepartner bitten, bei nächster Gelegenheit seinen Arzt zu fragen, ob eine Entspannungsmassage im Familien- und Freundeskreis unbedenklich oder zu vermeiden ist.

Was mache ich, wenn der Andere nicht aufhört zu erzählen?

→ Das kann vorkommen. Manche haben ein großes Mitteilungsbedürfnis und sind möglicherweise einfach lange nicht mehr gefragt worden, wie es ihnen tatsächlich geht. Einige haben selten aufmerksame Zuhörer. Andere wiederum lenken von ihrer tatsächlichen Befindlichkeit ab, indem sie irgendwelche Geschichten zum Besten geben. Du kannst einhaken und an die Zeitvereinbarung erinnern: »Wir haben uns eine Stunde Zeit genommen für Vorgespräch, Massage, Nachruhe und Feedback. Ich bemerke gerade, dass wir nun schon seit 20 Minuten plaudern. Gibt es noch etwas, was ich wissen muss, bevor wir zur Massage übergehen?«

Was tun, wenn der Massagepartner nichts erzählen möchte, sondern einfach nur massiert werden will?

→ Vielleicht kennt diese Person Massage nicht anders. Er hat vielleicht in einer medizinischen Praxis oder einem Hotel Massagen gebucht, wurde in eine Kabine geschickt und der Behandler legte dann einfach los. Auch das gibt es. Du kannst dem Massagepartner erklären, dass du nicht einfach ein Programm an Griffen abspulen wirst, sondern mit deinen Händen individuell auf ihn eingehst, zum Beispiel auch was die Vorlieben an Druck oder Tempo der Massagegriffe angeht. Und du kannst ihm erklären, dass dies umso besser gelingt, je mehr du in einem Vorgespräch etwas über seine heutige Befindlichkeit erfährst.

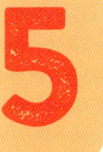 **5** Respektiere Grenzen – deine eigenen und die des anderen

1 Nähe und Intimität

Bei therapeutischen Massagebehandlungen wird eine Handbreit Abstand zum Intimbereich eingehalten, weshalb Klienten auch ihre Unterwäsche anbehalten. Wir empfehlen dir, dass auch du deine Übungspartner so instruierst. Menschen, mit denen du dich zum Üben der Massage verabredest, schenken dir Vertrauen und geben körperliche Distanz auf. Diese spezielle Art der Nähe bietet weder den Raum, noch ist sie eine Einladung, intim zu werden. Versuche nicht, aus der liebevollen, respektvollen Berührung eine erotische, verführende Situation zu machen. Bleibt während der Massage mit der Aufmerksamkeit bei dem, was ihr miteinander vereinbart habt, auch wenn sich dabei bei Behandler oder Behandeltem erotische Phantasien einstellen sollten.

Wenn du deiner Lebensgefährtin eine Massage schenkst, sprecht darüber, wie ihr mit der Nähe und Intimität während der Massage umgehen möchtet (siehe auch Kapitel 2: Partnermassage, Seite 48 f.).

Körperliche Nähe bei der Massage geschieht in einem geschützten Raum

2 Achte bei der Massage auf die eigene Haltung

Beim Geben einer Massage setzen wir nicht nur die Hand ein, unser ganzer Bewegungsapparat ist involviert. Es geht darum, günstige Arbeitshaltungen im Sitzen, Knien oder Stehen durch Ausprobieren zu entdecken und einzunehmen. Kraft und Intensität, die man in manche Massagegriffe hineingeben möchte, kommen nicht in erster Linie aus kräftigen Händen, sondern weil die Behandler ihre eigenes Körpergewicht geschickt einsetzen und »hinter die Hand« bringen. Durch die Massage soll sich der Empfangende wohler in der eigenen Haut fühlen, aber der Gebende muss dabei auch gut für sich selbst sorgen. Die innere Haltung des Mitgefühls gilt für beide – Behandler wie Behandelten. Weiterführende Hinweise zur Massage am Boden oder an einem Massagetisch sind auf Seite 65 nachzulesen. Die Massage kann nur dann gelingen, wenn du dich nicht überforderst – weder körperlich noch mental – und du selbst dabei entspannt bleibst. Setze deinen Atem ein, um auch bei dir Verspanntes loszulassen und lass deine Schultern zwischendurch aktiv sinken.

Sorge gut für dich: Achte auf deine Körperhaltung beim Massieren

Spürst du eine Ermüdung, nutze die Kraft positiver Gedanken, z. B. »ich freue mich für meine Übungspartnerin, dass sie sich jetzt ausruhen kann und von meiner Massage verwöhnt wird« oder »ich sammle Erfahrungen mit dem Massieren und verbessere mich dadurch ständig«.

Arbeite mit Freude und vermeide jeglichen Leistungsdruck. Du darfst klar sagen, dass du Übende/r bist. Wird dir die Massage zu viel, beende die Sitzung mit einem achtsamen Abschlussgriff. Es ist keinem gedient, wenn du über deine Grenzen gehst.

3 Grundregel für Laienbehandler

Massage soll wohl tun, nicht schmerzen. Wenn du bei der Massage feststellst, dass scheinbar verspannte Körperareale unter der Berührung eher stärker als weniger schmerzen bzw. sehr empfindlich reagieren, reduziere die Druckstärke. Wird auch eine Streichelmassage noch schmerzhaft empfunden, beende die Übung.

Wenn du unsicher bist, ob dein Partner (Freund, Familienangehörige …) von dir massiert werden kann, weil Schmerzen unbekannter Herkunft bemerkt werden, muss ein Arzt oder Heilpraktiker zu Rate gezogen werden. Empfehle bitte im Zweifelsfall immer eine professionelle medizinische oder therapeutische Behandlung, anstatt das Risiko einer Fehlbehandlung einzugehen.

Schmerzen ungeklärter Ursache, müssen medizinisch abgeklärt werden

Häufige Fragen

Was mache ich, wenn ich nicht weiter weiß oder mich nicht an die Reihenfolge der Griffe erinnern kann?

→ Dann kommuniziere das. Schließlich bist du ja Übende/r und da ist es doch ganz normal, dass zu Beginn nicht alles wie am Schnürchen klappt. Als Massage-Neuling kannst du schon im Vorgespräch darauf hinweisen, dass du die Reihenfolge noch nicht verinnerlicht hast. Leg dir das Buch in Reichweite und erkläre die möglicherweise kurzen Unterbrechungen, um die Anleitungen für den nächsten Griff nachzulesen. Das nimmt dir den Druck, alles gleich richtig machen oder vollständig behalten zu müssen. Du kannst auch während der Massage jederzeit einfach einen Haltegriff einsetzen, d. h. deine Hände bleiben in Kontakt mit dem Körper, ohne eine spezielle Technik anzuwenden. Solche Pausen geben dir Gelegenheit zu überlegen, an welcher Stelle du in der

Reihenfolge stehst und was du als nächstes tun kannst. Der Vorteil: Solange du mit deinen Händen in Kontakt bleibst, geht für die Empfangenden das Massageerlebnis ununterbrochen weiter. Sie nehmen deine ruhende Hand als Spürerlebnis wahr und kommen gar nicht auf die Idee, dass du einen Moment brauchst, um den roten Faden wieder zu finden.

Was mache ich, wenn der Andere mehr Druck braucht, als ich geben kann?

→ Du bedankst dich zunächst für die ehrliche Rückmeldung. Du kannst versuchen, das Tempo noch mehr zu verlangsamen. Je langsamer die Finger über die betroffenen Körperregionen wandern, umso intensiver wird der Druck empfunden. Wenn du mit leichterem Druck, dafür aber länger und mit vielen Wiederholungen in einem Gebiet massierst, wird sich auch Intensität aufbauen, d.h. der Empfangende wird deinen Fingerdruck allmählich immer deutlicher empfinden, selbst wenn du die Druckstärke gar nicht erhöht hast. Es kommt jedoch vor, dass ein großer, sportlich-trainierter Mensch von einem Menschen mit zierlichen, schlanken Fingern massiert wird und der gewünschte, feste Druck einfach nicht erreicht werden kann. Wichtig ist, dass der Behandler dabei immer auf sein Körpergefühl und seine eigenen Grenzen achtet, wenn also deine Finger einfach nicht mehr Druck geben können, dann versuchst du es auch nicht.

Wie gehe ich damit um, wenn der Massagepartner sich kritisch äußert und meine Massage einfach nur mittelmäßig findet?

→ Nur Übung macht bekanntlich den Meister. Nimm die Kritik freundlich zur Kenntnis und frage nach, wo du dich verbessern könntest: Druck, Tempo, gab es bestimmte Stellen, die länger hätten massiert werden sollen usw.? Selbst Profis müssen damit leben können, dass nicht jeder Klient ein Fan wird. So wie es Feinschmecker gibt, deren Kritik sogar hervorragende Köche verunsichern kann, so gibt es auch Massageliebhaber, die schon viele Methoden getestet haben und deshalb wählerisch sind. Das ist ihr gutes Recht. Wichtig ist, dass du entsprechend deines Kenntnisstandes dein Bestes gegeben hast – und dafür darfst du dich auch einfach selbst loben.

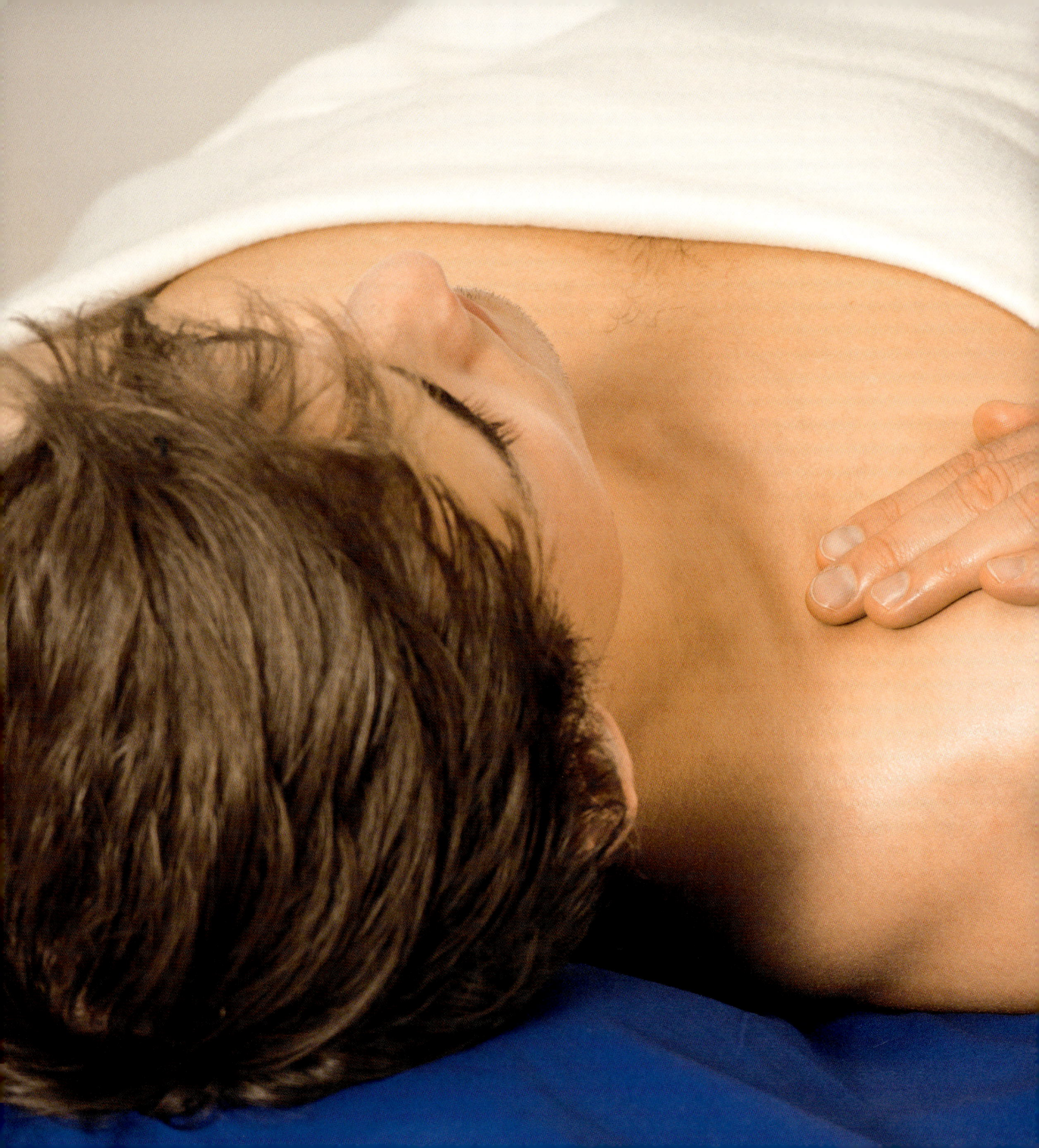

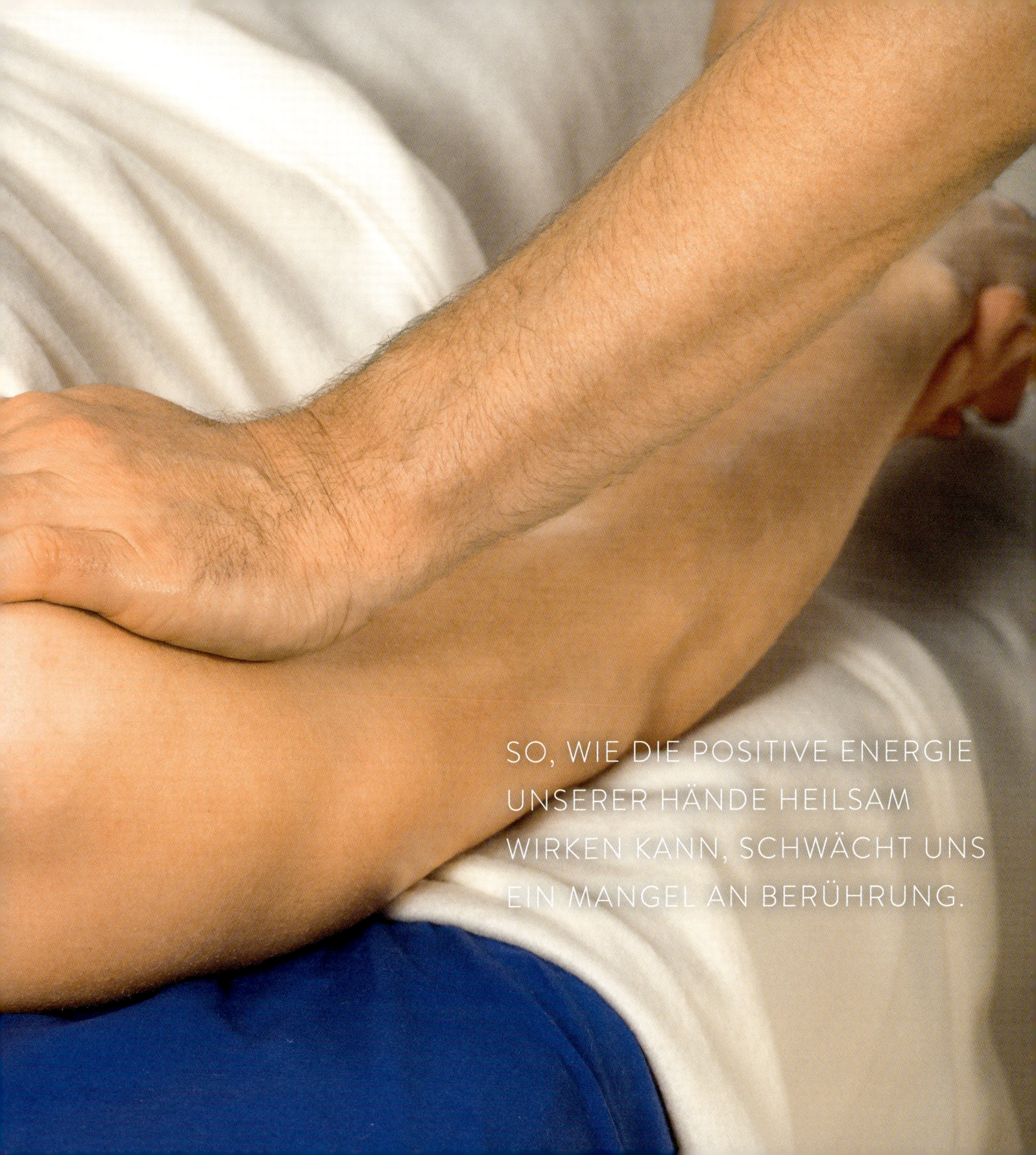

SO, WIE DIE POSITIVE ENERGIE
UNSERER HÄNDE HEILSAM
WIRKEN KANN, SCHWÄCHT UNS
EIN MANGEL AN BERÜHRUNG.

6 Wende Massagetechniken präzise und einfühlsam an

Mit den Informationen aus Kapitel 1 und 2 erarbeitest du dir die theoretischen Grundlagen, um im Freundes- und Familienkreis zu massieren. Dann geht es an die Praxis. In Kapitel 3 haben wir dafür bewährte Grifftechniken in fünf unterschiedliche, inhaltlich optimal ausgewogene Abläufe geordnet, die du mit Hilfe der Beschreibungen nachvollziehen und anwenden kannst. Diese Abläufe betreffen die Segmente Schulter–Kopf–Gesicht, Rücken, Beine, Arme und Bauch. Die Fotos helfen dir dabei, die Körperzonen genau zu erkennen und deine Hände entsprechend der Anleitungen einzusetzen. Nimm dir besonders vor der ersten Massage eines Segments Zeit, um die Beschreibungen der Massagegriffe in Ruhe zu lesen, die Bilder zu studieren und in Gedanken die Massage schon einmal durchzuführen. Unser Tipp: Schließe beim Lesen zwischendurch die Augen und stelle dir vor, du stündest bereits am Massagetisch. Führe in der Luft mit deinen Armen und Händen den Griff aus, als ob du bereits in Berührung mit deinem Massagepartner wärst. Eine zusätzliche Lernunterstützung bieten Videos, die in einem erweiterten E-Book[4] geplant sind.

Gute Vorbereitung: In der Vorstellung die Griffe und Abläufe durchgehen

Beim Üben kannst du das Buch aufgeschlagen und in Sichtweite hinlegen. So brauchst du dir nicht alle Griffe auf einmal zu merken, sondern kannst zwischendurch kurz nachschauen, was als Nächstes vorgeschlagen wird. Wenn du die Massage mit einem Partner im Austausch erlernst, wird es noch schneller gelingen, weil du durch das Erlebnis der Griffe an dir selbst bemerken kannst, welche Ausführungsvarianten sich besser anfühlen als andere. Diese Erfahrungen wirst du in dein Massagegeben übertragen können.

Beim Auftragen des Massageöls können deine Hände – langsam – das betreffende Körperteil kennenlernen: Beim Einölen gibt es keine zwingend vorgeschriebenen Bahnen, so dass du in diesen Momenten dein Gegenüber ganz intuitiv berührst. Wenn du danach die Massagegriffe übst, versuche die Reihenfolge zu erlernen und bei wiederholter Anwendung auch dabei zu bleiben. Das verleiht deinen Massagen eine ordnende Struktur und so etwas gefällt auch den Empfangenden gut. Übe jeden Massagegriff mit vielen Wiederholungen. Bei den ersten Durchgängen wirst du noch kontrolliert versuchen, die Hände in bestimmte Bahnen zu führen, deine Aufmerksamkeit ist mal im Kopf, dann wieder mehr beim Spüren und beim Beobachten des Massagepartners. Flüssiger wird die Bewegung, wenn dir der Griff bzw. die Richtung der Massagebahnen durch häufiges Üben geläufig geworden ist. Bei der fünften, achten, zehnten Wiederholung werden die Hände weicher, fließender und stimmiger die jeweilige Technik anzuwenden wissen. Dies wird dir auch dein Massagepartner rückmelden können.

---

4 *Alle Massagesequenzen aus den »Goldene Massageregeln« sind dort als Video eingebunden. Bei Interesse informiert der Leserservice des Verlags kostenlos und unverbindlich, sobald die E-Book-Ausgabe lieferbar ist. Der genaue Erscheinungstermin stand bei Erscheinen des vorliegenden Buches noch nicht fest.*

Übung macht den Meister: Abläufe zu wiederholen, macht dich sicherer

Setze dich nicht selbst unter Druck. Du kannst nach diesem Buch grundlegende Massagegriffe lernen, aber wenn du alleine das Massieren übst, ohne die Unterstützung von Lehrern und Lerngruppen, wird dir mancher Bewegungsablauf zunächst kompliziert erscheinen. Alle Anfänger sind manchmal ungeschickt, unsicher und machen »Fehler«. Das ist völlig normal. Lass dich nicht entmutigen, wenn dein Massagepartner einmal nicht zufrieden ist. Ergreife die Chance, aus der Kritik zu lernen und den Griff beim nächsten Mal eleganter auszuführen. Mit jeder Massage, die du gibst, gewinnst du ein wenig mehr Sicherheit, bis deine Hände irgendwann wie von selbst zu den richtigen Stellen gleiten. Je öfter du massierst, desto mehr klare Gewissheit und Freude wirst du dabei haben – und deine Partner ebenso. Gönne auch dir selbst immer wieder Massagen, denn auch als Empfangender kannst du viel übers Massieren lernen.

Häufige Fragen

Woher weiß ich, dass ich eine Technik richtig ausführe?

→ Dafür gibt es mehrere Anzeichen: Deine Hände fühlen sich wohl beim Ausführen der Technik. Dir macht die Massage Freude. Der Massagepartner fühlt sich stimmig berührt und erfährt Wohlbefinden und Entspannung. Mit Glück und Talent kannst du schon bei den ersten Massageversuchen Erfolge erleben. Aber erst durch Übung und häufiges Feedback trainierst du deine Hände richtig und kannst dieses praktische Fachwissen auch zuverlässig abrufen und einsetzen.

Kann ich auch selbst Griffe erfinden und intuitiv mit Massagetechniken, z. B. aus diesem Buch mischen?

→ Ja. Durch das Feedback deiner Massagepartner kannst du überprüfen, wie deine kreativen Griffe erlebt werden.

Ist es wichtig, die Reihenfolge unbedingt einzuhalten?

→ Die in diesem Buch aufgezeigten Sequenzen sind vielfach in der Praxis angewendet und überprüft worden. Sie sorgen dafür, dass deine Massagen ausgleichend wirken und keine Dysbalancen hervorrufen.

Kann man die Massage unterbrechen, um im Buch den nächsten Griff nachzulesen?

→ Ja. Deine Massagepartner werden erst Recht dafür Verständnis haben, wenn du ihnen im Vorgespräch sagst, dass du gerade dabei bist, etwas Neues zu lernen und dafür das Buch zur Unterstützung einsetzt.

Mit welchem Körpergebiet fängt man am Besten zu üben an?

→ Wir empfehlen dir den Rücken dafür. Zum einen kennen viele schon Rückenmassagen, das heißt sie sind mit dieser Erfahrung schon ein wenig vertraut. Zum anderen ist der Rücken ein großes Körpergebiet, d. h. deine Hände können lange Bahnen machen und Grundtechniken wie das Kneten leichter üben.

Sollte man die Massage für die fünf Segmente in der Reihenfolge dieses Buches üben?

→ Nein, du kannst frei wählen, für welches Körpersegment du die Massage als Nächstes übst. Oder du machst das davon abhängig, wo deine Massagepartnerin Unterstützung wünscht, wenn ihr vor der Massage miteinander sprecht.

Wie kann ich meine Technik verbessern?

→ Durch Übung. Oder indem du selbst Massagen erhältst und durch die Eigenerfahrung die Griffe reflektierst. Dies ist z. B. bei TouchLife Praktikern[5] möglich, die alle in diesem Buch aufgeführten Techniken – und viele weitere – sicher beherrschen. Oder du gehst einen Schritt weiter und besuchst einen Massagekurs. Alle Schulen für TouchLife Massage[6] bieten ganzjährig dreitägige Einführungsseminare an, die jede/r mitmachen kann, auch ohne Vorkenntnisse.

---

5 *siehe Kapitel 5: Internationales TouchLife Massage-Netzwerk*

6 *siehe Kapitel 5: Seminare und Grundausbildung an der TouchLife-Schule*

7 Verstehe, warum Berührung wirkt

Berührung ist eine Ur-Behandlung.[7] Die positive Wirkung von Berührung beruht auf einem komplexen Zusammenspiel mechanischer, physiologischer, biochemischer, energetischer und psychologischer Faktoren. Die Natur hat unsere Empfänglichkeit für diesen Sinnesreiz als so wichtig erachtet, dass sie uns mit einem aufwändigen »Empfängersystem« ausgestattet hat. Berührung ist für Menschen lebenswichtig. Aus unterschiedlichsten Gründen erleben Menschen aber manchmal einen Mangel und hungern nach dieser sinnlichen Erfahrung.

So, wie die positive Energie unserer Hände heilsam wirken kann, schwächt uns ein Mangel an Berührung. Diese uralte Erfahrung der Menschheit führte zur Entstehung des wohl ältesten »Heilmittels« für Körper, Geist und Seele, der Entwicklung systematischer Berührungen in Form von Massage. Mit Massage drücken wir unsere Liebe zu unseren Mitmenschen aus, schenken Wohlbefinden und erfahren durch sie als Empfangende Nähe und Geborgenheit.

Unsere Sinne sind unser Fenster zur Welt. Was sie einfangen, wertet das Gehirn aus und setzt die Eindrücke zur jeweils individuellen Wahrnehmung zusammen. Der Tastsinn (Körpersinn) ist ständig aktiv. Ohne ihn könnten wir keinen Schritt gehen oder Positionen einnehmen. Muskeln und Gelenke liefern ständig Meldungen darüber, wie wir gehen oder stehen, und über unsere Position in der Umgebung. Ohne diesen Sinn könnten wir nicht existieren, hätten keine Chance, unseren Raum im Leben einzunehmen. Unsere Haut begrenzt sichtbar unseren Körper. An

unserer Grenze berührt uns die Welt – und umgekehrt. Wo wir aufhören, fängt der andere an. Nähe ist eine Grenzerfahrung und sie bedarf der Neugier, der Offenheit und der Bereitschaft, sich auf sie einzulassen. Die Haut ist das zuständige Sinnesorgan für das Berührungsempfinden. Dieser Berührungs- oder auch Tastsinn bildet sich schon früh in unserer embryonalen Entwicklung im Mutterleib, etwa ab der achten Woche. Das Bedürfnis, berührt zu werden – und zu berühren – ist also tief in uns verankert. Nach unserem Eintritt in diese Welt geschieht über die Haut die Weiterentwicklung des Berührungsempfindens. Durch das Greifenlernen der Hände machen wir aktive Erfahrungen, gehen selbstständig, forschend und gewollt in Berührung. Mit dem Ausprobieren und zunehmender Differenzierung unserer Fähigkeit, körperlich zu empfinden, lernen wir zu unterscheiden zwischen heiß und kalt, spitz und rund, hart und weich, angenehm und unangenehm. Wir erfahren Freude und Schmerz, fallen hin, tun uns weh und stehen danach wieder auf. Ein wichtiger Lernprozess, der uns auch in unserem weiteren Leben positiv begleiten und unterstützen kann.

Das ständige Umhülltsein im Mutterleib, das uns Schutz und Geborgenheit gab, fehlt. Wir erfahren unsere Verletzbarkeit und Abhängigkeit und entwickeln einen Umgang damit. Nicht immer, wenn wir

Neugier, Offenheit und die Bereitschaft, sich auf Nähe einzulassen

---

7 *Auszüge aus dem Buch der Autoren: Glücksgriffe – Balance für Körper und Geist mit der TouchLife Massage. Seite 14 ff (NaturaViva)*

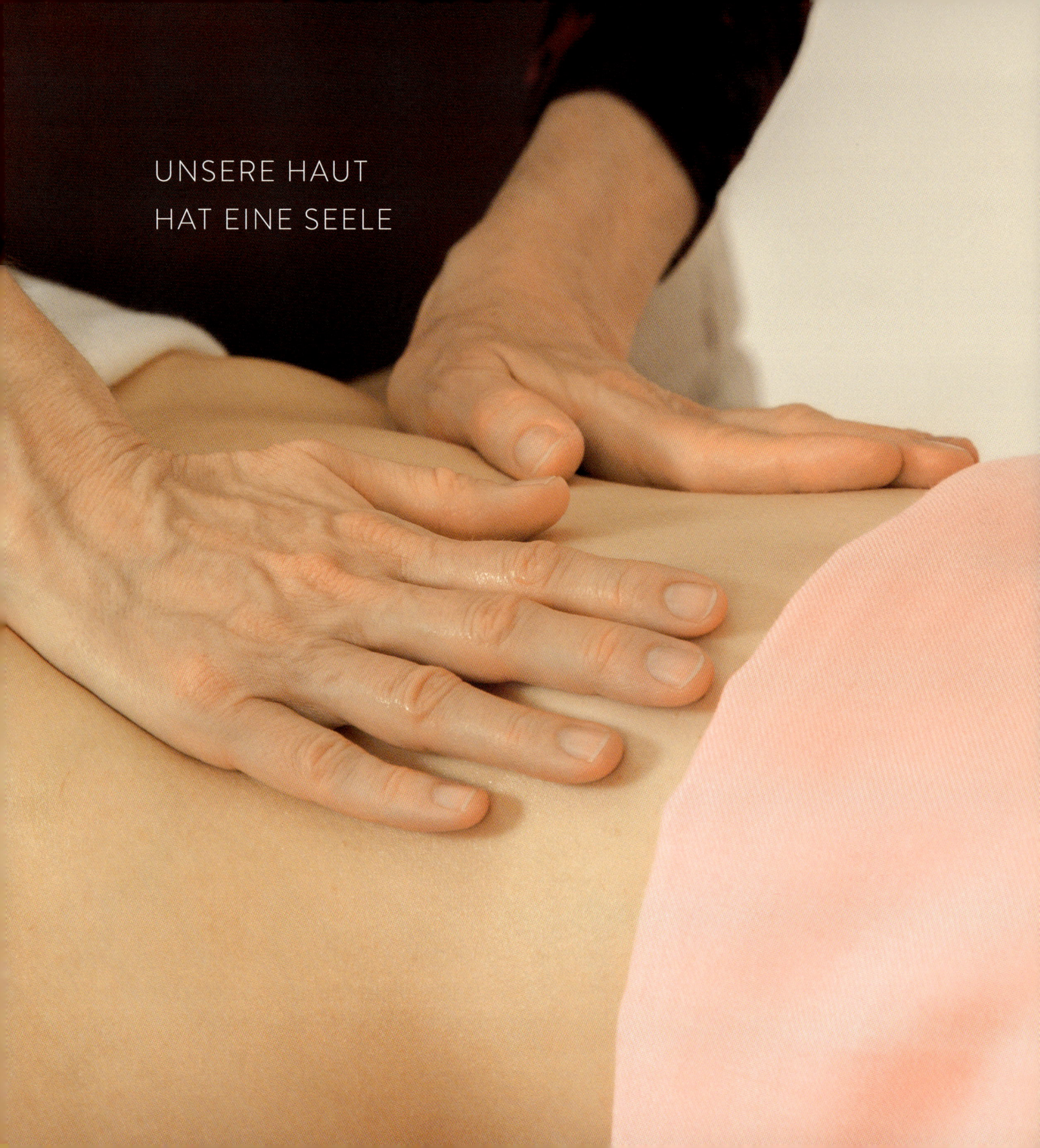

UNSERE HAUT
HAT EINE SEELE

Hunger haben, bekommen wir etwas zu essen. Wir lernen, Geduld zu haben, und nicht selten wird unser Urvertrauen auf die Probe gestellt. Um Geborgenheit zu erfahren, flüchten wir uns in die Arme unserer Eltern. Wir werden dann gehalten, gestreichelt, beruhigt und knüpfen – wenn auch nur für begrenzte Zeit – an das urvertraute Gefühl des Schutzes an, das in der Weisheit unseres Körpers verankert ist und durch die körperliche Nähe hervorgeholt werden kann. An dieses Urvertrauen erinnert eine achtsame Massage, wenn wir Berührung passiv erfahren dürfen.

Berührung erinnert und stärkt unser Urvertrauen – auch ein »Nachnähren« ist möglich

Die Haut hat eine Seele. Berührung ist für die Entwicklung eines Lebewesens von entscheidender Bedeutung. Ashley Montagu,[8] ein vielseitiger US-amerikanischer Wissenschaftler, wertete zwischen 1940 und 1975 zahlreiche Forschungsergebnisse unterschiedlicher Wissensbereiche auf den Aspekt hin aus, inwiefern sich das Tasterleben über die Haut auf das Gehirn, die Emotionen, das Verhalten und die Gesundheit eines Lebewesens auswirkt. Die Ergebnisse und Zusammenfassungen seiner Auswertungen sind in mehrfacher Hinsicht bemerkenswert:
In Kulturen mit einem ausgeprägtem Körperkontakt von Geburt an ist eine höhere Bereitschaft zur Fürsorge, Verantwortung und sozialem Verhalten zu erkennen. Außerdem bestehe, so Montagu, eine höhere seelische Ausgeglichenheit, eine stärkere Zufriedenheit und selbstbewusstere Einschätzung der eigenen Person.

Fehlt bei neugeborenen Säugetieren die Stimulation der Haut durch das Lecken des Muttertieres, so entwickeln sich kränkliche Jungtiere, die Probleme mit der Atmung, der Verdauung und der Ausscheidung haben. Der Großteil dieser Tiere ist nicht lebensfähig, auch wenn ausreichend Nahrung vorhanden ist. Säugetiere, die körperliche Berührung und Fürsorge erhalten, entwickeln ein ausgeglichenes Sozialverhalten, sind zutraulich, kümmern sich um ihre Jungtiere, haben ein stärkeres Immun- und Nervensystem und verfügen über eine ausgeprägtere allgemeine Aktivität als nicht gestreichelte Tiere.

Die Wehen während des Geburtsvorganges beim Menschen sind vergleichbar mit dem Lecken des Säugetierweibchens. Die gewaltige Stimulation während der Wehen walkt den gesamten Körper des Neugeborenen durch. Dabei werden Reize zur Aktivierung der Atmung, des Verdauungs- und Ausscheidungssystems an das menschliche Gehirn geleitet.

Für Montagu ist Berührung demnach lebensnotwendig. Das seelische Erleben, Fühlen und Empfinden eines Menschen ist über die Haut so viel stärker beeinflussbar als über jede andere Sinneswahrnehmung. Die direkte Beziehung zwischen Körperkontakt und Emotionen bringt Ashley in seiner Formulierung »Unsere Haut hat eine Seele« auf den Punkt.

---

8 *Ashley Montagu: Körperkontakt, Klett-Cotta*

Die 10 Wirkungsebenen einer ganzheitlichen Massage

1. Die muskuläre Ebene

Massage bewirkt in den Muskeln, den »Arbeitern unseres Bewegungsapparates«, eine erhöhte Durchblutung und dadurch eine bessere Ernährung der Zellen. Dies bedeutet eine gesteigerte Regenerationstätigkeit auf zellulärer Ebene, die durchaus zutreffend als »Steigerung der Selbstheilungskräfte« bezeichnet werden kann. Eine Regulation des Muskeltonus – also die Weise, wie straff oder schlaff das Gewebe der Muskelzellen im Ruhezustand ist – durch die Massage kann gemessen werden und die Geschmeidigkeit der Sehnen und Bänder wird gefördert. Dies sorgt auch für eine bessere Beweglichkeit unserer Gelenke.

Massage steigert die Regenerationstätigkeit auf Zellebene

2. Die nervale Ebene

Das Zusammenspiel sensorischer Nerven, die Reize zum Gehirn leiten, mit motorischen Nerven, die Bewegungen steuern, wird durch die Massage unspezifisch stimuliert. Die Rück- und Wechselwirkung solcher nervaler Aktivitäten mit Organen, Drüsen und Stoffwechselvorgängen werden durch die Massageberührung in Richtung eines ausgeglichenen Zustandes begleitet.

3. Die vasale Ebene

Spezifische Massagetechniken nehmen Einfluss auf das lymphatische System. Dies kann zum Beispiel nach Operationen oder auch bei Bettlägerigkeit erforderlich sein, um gestaute Lymphflüssigkeit abzuleiten. Dieses wichtige Entsorgungssystem des Körpers kann durch gezielte Massagegriffe in seiner Funktion unterstützt werden.

4. Die psychosomatische Ebene

Diese bezeichnet zunächst die allgemeine, beruhigende und entspannende Wirkung der Massage auf Körper und Geist. Berührung spendet Zuwendung und Geborgenheit, man darf sich ausruhen und kann loslassen. Zu Recht ist Massage deshalb als eine wirksame Anti-Stress-Methode bekannt. Massage ist nicht nur technisch als Einwirkung geschulter Hände auf den Körper zu betrachten. Eine geschulte Massagebehandlerin bringt sich auch als Mensch ein, ist präsent und handelt emphatisch. Dies vermittelt Verständnis, Annahme und Trost. Man ist nicht alleine in seinem Schmerz. Auf dem Weg zu mehr Leichtigkeit, Lebensfreude und Zufriedenheit können deshalb auch verdrängte, abgelehnte, nicht verarbeitete Gefühle während der Massage bewusst erinnert und bearbeitet werden.

5. Die analgetische Ebene

Das bedeutet Schmerzlinderung durch Berührung. Wenn dein Kind hinfällt, legst du instinktiv die Hand auf sein wehes Knie, weil du weißt, dass der Schmerz dann schneller abklingt. Man kann diese Wirkung zum einen dadurch erklären, dass die Berührung den Schmerz anerkennt. Der Signalwirkung des Schmerzes – »Achtung, bitte schnell hierhin schauen, es gibt ein dringendes Problem!« – wird dadurch Rechnung getragen. Zum anderen stimuliert Berührung eine vermehrte Ausschüttung bestimmter chemischer Substanzen im Gehirn, die sogenannte »Schmerzzentren« im Zentralnervensystem vorübergehend betäuben können.

6. Die segmentale und reflektorische Ebene

Die Berührung bestimmter Segmente des Körpers kann sich auf Organe oder andere, entfernte Körperzonen auswirken. Bekannt sind z. B. Headsche Zonen[9] oder Reflexzonen an Händen, Ohren und Füßen, auf die mit speziellen Massagetechniken eingegangen werden kann. Hier kann bei fachgerechter Anwendung von einer »Ganzkörperwirkung« gesprochen werden, selbst wenn nur kleine Körpergebiete massiert worden sind.

7. Die energetische Ebene

Was lebt, das schwingt und fließt. Jede Berührung nimmt unweigerlich auch Einfluss auf das subtile Energiesystem, das den gesamten Körper durchwirkt. Zahlreiche Akupressurpunkte und Meridiane werden durch die Massage regulierend stimuliert. Die aus der traditionellen, chinesischen Medizin (TCM) bekannten Meridiane sind die Energieleitbahnen unseres Körpers. Krankheit definiert die TCM dabei als Ungleichgewicht bzw. Störung des Energieflusses. Um Gesundheit wieder herzustellen oder präventiv zu erhalten, wird auf die Meridiane eingewirkt. Es wird dabei von »Fülle« oder »Leere« gesprochen, die in diesem Energiesystem wieder ausgeglichen werden muss. Die Massage kann energetische Blockaden lösen und die Empfangenden erfahren infolge das feine Pulsieren ihrer Lebenskraft.

---

9 *Headsche Zonen sind Gebiete auf der Haut, die bei Erkrankungen innerer Organe schmerzen können. Die sensiblen Nervenfasern des jeweiligen Hautareals stammen aus demselben Rückenmarksegment, welches auch das entsprechende Organ versorgt.*

8. Die Ebene der Kommunikation

Berührung sagt: »Du bist nicht alleine, ich bin bei dir.« Berührung ist eine Sprache ohne Worte. Berührung bringt uns unseren Gefühlen näher. Im klinischen Bereich wird dieser Aspekt unter dem Begriff basale Stimulation[10] von Fachpersonal zur Anwendung gebracht.

9. Die atmungsaktive Ebene

Der Atemrhythmus als Abbild der Lebendigkeit, die sich zwischen den beiden Polen des Werdens und Vergehens in ständiger Wandlung befindet, reagiert auf Berührung. Eine tiefenwirksame Massage verhilft dem Körper unter anderem zu einer vertieften Atmung. In der Einatemphase werden Bereiche des inneren Atemraumes bewusst wahrgenommen. In der Ausatemphase kann die verbrauchte Atemluft vollständig losgelassen werden. Zwischen der Ausatemphase und dem nächsten Einatmen kann vorübergehend die sogenannte Atemruhe erfahren werden.

Unser Atem – der Fluss von Werden und Vergehen

10. Die spirituelle Ebene

Der Körper als Tempel der Seele

In der spirituellen Literatur wird der Körper als Tempel der Seele und als Zuhause des höheren Bewusstseins bezeichnet. Die heilige Hildegard von Bingen rief Menschen dazu auf, eigenverantwortlich und gut für ihren Körper zu sorgen: »Der Mensch baue seinen Leib als ein wohnliches Haus, damit die Seele gerne darin wohnt.« Berührung kann eine Pforte sein, durch die das Bewusstsein das »Allerheiligste« betritt und sich selbst erkennt. Jede Stelle des lebendigen Körpers birgt dieses Potenzial in sich.

---

10 *Unter basaler Stimulation versteht man den qualifizierten Versuch, sich der Lebenssituation von Menschen anzupassen und ihnen für die individuelle und aktuelle Lebenssituation geeignete Wahrnehmungs-, Bewegungs- und Kommunikationsangebote zu machen. Die basale Stimulation wird auch bei Menschen eingesetzt, die sich auf Grund traumatischer Verletzungen in tiefer Bewusstlosigkeit befinden.*

Häufige Fragen

Kann Massage auch schaden?

→ Ja. Wenn zu fest massiert wird, kann es Blutergüsse geben. Fühlt sich jemand durch die Massage unangemessen berührt, z. B. weil Schamgrenzen nicht eingehalten werden, kann dies verletzend sein. Ist die Massagezeit beispielsweise bei älteren Menschen zu lange bemessen, kann dies die Empfangenden erschöpfen und ihren Kreislauf belasten. Werden Schmerzzonen zu intensiv massiert, ohne gleichzeitig viele Ausstreichungen und Ableitungen einzusetzen, können sich Beschwerden verstärken.

Was versteht man unter einer medizinischen, absoluten Gegenanzeige?

→ Es gibt chronische oder akute Erkrankungen, bei denen aus schulmedizinischer Sicht das Risiko einer Verschlechterung des Zustandes besteht, wenn an solchen Tagen eine Massage verabreicht würde. Auch Physiotherapeuten oder medizinische Masseure setzen ihre Massagen aus, wenn eine absolute Gegenanzeige, auch Kontraindikation genannt, vorliegt. Beispiele für Gegenanzeigen stehen auf Seite 56.

Was bedeutet Körperbewusstsein und wie kann man es entwickeln?

→ Die Beziehung von Körper und Geist zu erforschen, sie gleichsam in sich selbst zu entwickeln, ist für Menschen ein essenzielles Thema. Bewusstheit für den eigenen Körper und Geist zu erlangen, führt zu Einsicht und Mitgefühl. Dies wiederum versetzt uns in die Lage, besser für uns selbst und andere sorgen zu können. Und wir können eine Massage, die wir empfangen, auch unserer Entwicklung von Körperbewusstsein widmen,

Eine wichtige Erkenntnis ist, dass es keine Schemata gibt, die auf jeden Menschen gleichermaßen zutreffen. Schemata sind theoretisch und sie verallgemeinern. Der Mensch ist ein sich ständig veränderndes Individuum in einem lebendigen Geschehen, dem ein Schema nicht gerecht wird. Es gibt Übereinstimmungen und ganz allgemein gesehen passen bestimmte geistige Themen zu Körpersegmenten. Du kannst in diesen Schemata einen Hinweis finden, doch häufig sind sie nicht die Lösung. Es ist wichtig, von dem allgemeinen Hinweis zur individuellen, differenzierten Sichtweise zu gelangen und beispielsweise den Menschen vor dir tatsächlich immer wieder neu zu sehen.

Jeder Mensch ist anders, die Praxis muss auf ihn zugeschnitten sein

Wie kannst du dorthin gelangen? Durch Erforschen, intensives Einspüren und Achtsamkeit für alle damit zusammenhängenden Faktoren und Fragen, die Bewusstheit fördern. Diesen Prozess können wir mit uns selber durchführen und/oder mit der Hilfe anderer Menschen.

Für jedes Körpersegment, dem wir in Kapitel 3 ab Seite 70 praktische Massageanleitungen widmen, bieten wir dir auch eine Übung zur Entwicklung deines Körperbewusstseins an. Diese Übungen können dir – ergänzend zur Massage – helfen, einen inneren Zugang zu diesem Körperteil und was es dir bedeutet zu finden.

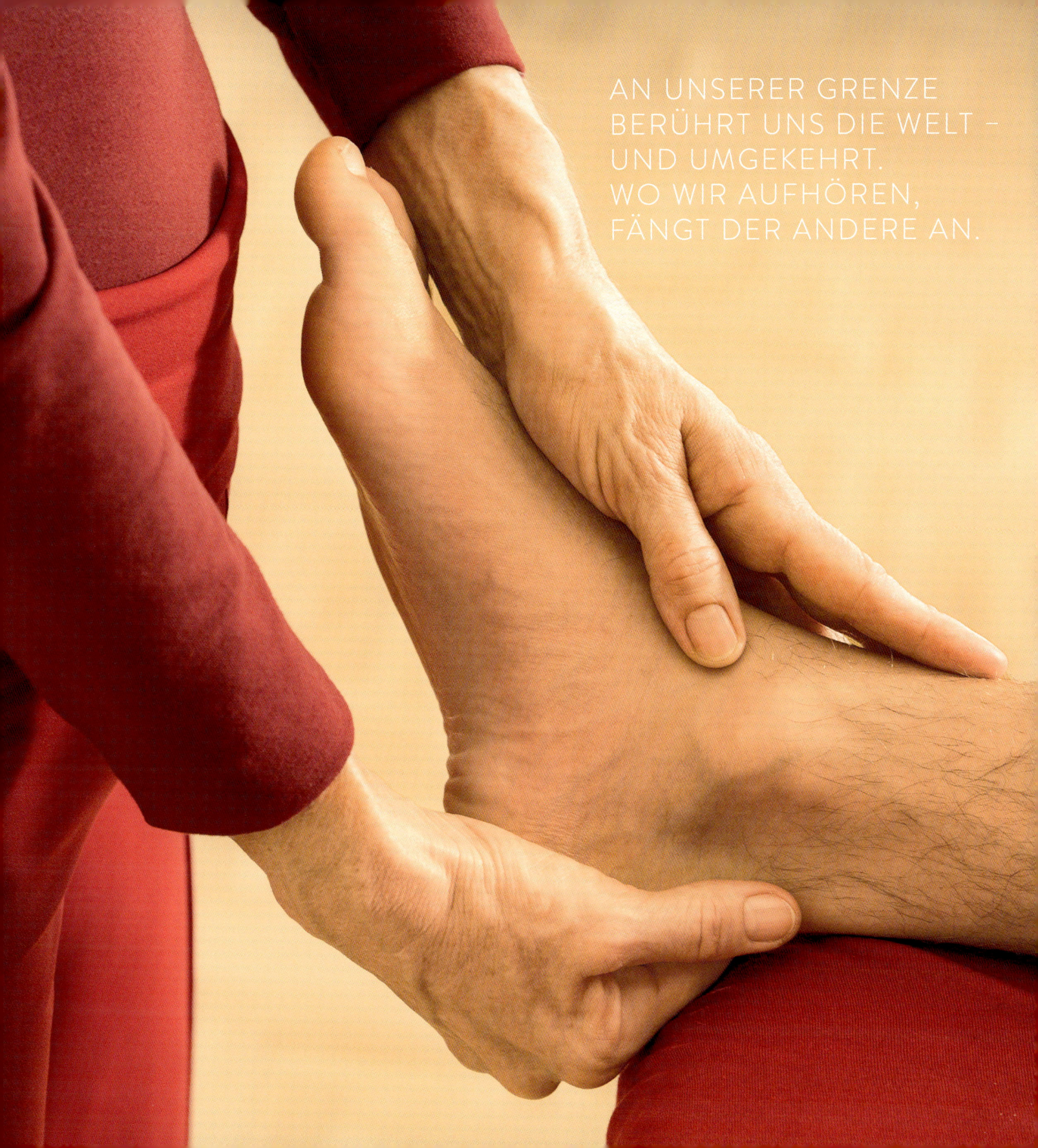

AN UNSERER GRENZE
BERÜHRT UNS DIE WELT –
UND UMGEKEHRT.
WO WIR AUFHÖREN,
FÄNGT DER ANDERE AN.

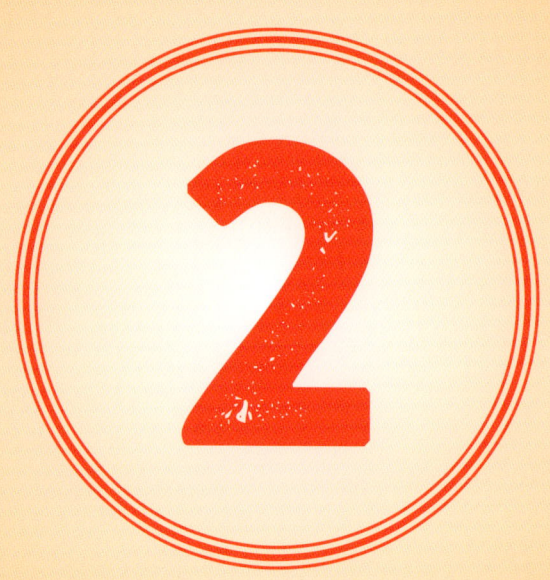

MASSAGE TUT (FAST)
ALLEN GUT

1 Massieren kann (fast) jede/r

Massage ist etwas völlig Natürliches. Obwohl es den Beruf des/r Masseurs/in gibt, kann jeder, der einfühlsame Hände hat, andere Menschen massieren. Es liegt auf der Hand, dass spezielle Fachkenntnisse und praktische Erfahrung die Massagen wirksamer machen können. Das bedeutet im Umkehrschluss jedoch keinesfalls, dass Laien nicht massieren sollten. Im Gegenteil: Viele Menschen könnten intuitiv gut massieren, wenn sie ihren Händen vertrauen würden. Sie tun es aber nicht, weil ihnen gerade dieses Vertrauen in die eigenen Fähigkeiten fehlt. Manche befürchten, sie könnten etwas falsch machen: »Darf ich das denn überhaupt, ich will dem anderen ja nicht schaden, kann ich auch wirklich nichts verkehrt machen?« Diese Vorsicht ist gut. Sie sorgt dafür, dass du dich behutsam und respektvoll anderen Menschen näherst – und das ist die Grundlage einer guten Massage. Die richtige Technik für den Hausgebrauch kannst du ler-

Massage regt die Selbstheilungskräfte an

nen. Mit diesem Buch möchten wir dir Mut machen, damit anzufangen. Massage ist auch der Begriff für die professionalisierte Berührung zwischen Menschen. Meistens findet Berührung jedoch innerhalb privater und familiärer Beziehungen statt, denn je näher uns Menschen stehen, desto eher lassen sie sich von uns berühren. Zwar würde man eine Massage unter Freunden oder in der Familie zunächst nicht als Heilbehandlung definieren. Dennoch können auch Massagen von Laien die Selbstheilungskräfte anregen und sich positiv auf die Gesundheit auswirken. Massage ist gesund und fast jeder wird gerne massiert. Menschen zu berühren, die man mag, bringt Freude. Es spricht vieles dafür, dass du damit jetzt beginnst.

2 Partnermassage

Dem eigenen Partner stehst du nahe, du kennst seinen/ihren Körper. Wenn du siehst, dass dein Partner müde und abgespannt nach Hause kommt, könntest du ihm mit einer Massage aus dem momentanen Tief heraushelfen. Eine Massage zu geben, das heißt, sich für einander Zeit zu nehmen.

Das Besondere an einer Massage unter Lebenspartnern ist, dass die Massage die Intimität und den sinn-

lichen Umgang miteinander vertiefen kann. Darum warte nicht mit einer Massage, bis sich deine Partnerin unwohl fühlt. Verschenke Massagen, um euch beiden eine Freude zu bereiten und entdeckt gemeinsam eine neue Ebene der Körperlichkeit. Möglicherweise könnt ihr die gemeinsame Sexualität dadurch sogar unbefangener (er-)leben. Die Grenze zwischen einer Wohlfühlmassage und der zärtlichen Berührung kann bei einer Partnermassage fließend sein. Wichtig ist, offen über die Empfindungen zu sprechen und darauf zu achten, dass die Wünsche und Grenzen von beiden gehört und respektvoll geachtet werden.

Das Geben und Nehmen sollte sich die Waage halten. Innerhalb der Partnerschaft ist es wichtig, dass das Geben von Massagen auf Gegenseitigkeit beruht. Wenn immer nur der eine Partner die Massagen genießt, fehlt die Balance und dann macht es dem Gebenden vielleicht bald keine Freude mehr. Die »Rückgabe« muss nicht am gleichen Tag erfolgen – obwohl das auch eine schöne Erfahrung sein kann.

> *Massage in der Partnerschaft: Geben und Nehmen dürfen sich die Waage halten*

3 Massage während der Schwangerschaft

Grundsätzlich ist Massage während der Schwangerschaft wohltuend und entlastend. Sie beugt im Hüft- und Oberschenkelbereich den Schwangerschaftstreifen vor, weil durch Massage das Gewebe in diesen Bereichen in Geschmeidigkeit und Dehnbarkeit unterstützt wird. Wenn deine Partnerin oder eine dir nahestehende Person schwanger ist und sie deinen Händen vertraut, bietet sich dir die fantastische Chance zu ergründen, was es bedeutet, zwei Wesen gleichzeitig zu berühren! Es geht bei Massagen in dieser Phase darum, die Weiblichkeit in ihrem Potenzial, Leben heranwachsen zu lassen, zu würdigen und zu ehren.

1 Grenzen der Behandlung

Etwa ab dem fünften Schwangerschaftsmonat wird die Bauchlage unbequem bzw. nicht mehr möglich sein. Daher kann eine klassische Rückenmassage dann nicht mehr angewendet werden. Dennoch kann der Rücken massiert werden: Dabei nimmt die Schwangere eine bequeme Seitenlage ein, bei der unterstützend ein Kissen zwischen den Knien und unbedingt eines unter dem seitlich gelagerten Kopf bzw. unter dem Gesicht benötigt wird. So lässt sich eine Rückenhälfte nach der anderen streichend massieren. Sehr gut anwenden lassen sich die Armmassage, Schulter-Nacken-Massage, Kopf- und Gesichtsmassage sowie sanfte Ausstreichungen an Beinen und Füßen. Auch streichende Massagetechniken am Bauch mit leichter Druckstärke sind möglich. Solchermaßen angepasst kann bei einer normal verlaufenden Schwangerschaft bis einschließlich in den siebten Monat hinein massiert werden. In Absprache mit der Empfangenden und dem Frauenarzt ist dies auch noch darüber hinaus möglich.

2 **Techniken für die Zeit der Schwangerschaft**

Alle Griffe und Techniken, die den Energiefluss stark nach unten lenken, sind in jedem Fall auszulassen, denn es besteht sonst die Gefahr, vorzeitige Wehen auszulösen. Dazu zählen: Festes Kneten und Walken sowie feste Kreisungen oder Druckpunktmassage an Oberschenkel und Wade, Akupressur rund um die Fußfesseln und die Fußnöchel; feste, schmerzhafte Behandlung von Punkten an den Füßen; Reibungen auf dem Kreuzbein; Druckpunktmassage im Lendenwirbelsäulenbereich und am Becken. Hingegen sind alle flach ausgeführten Streichungen und Haltegriffe gut. Meistens reagiert das Ungeborene auf die Massage und bewegt sich dazu. Wenn du als Gebender merkst, dass diese Bewegung einsetzt, gehe zu Haltegriffen über (auch am Bauch), bis die Bewegung innehält. Fahre erst dann mit der Massage fort.

Auch in den ersten drei Monaten, in denen die Schwangerschaft noch nicht sichtbar ist, muss Massage nach diesen Vorgaben ausgeführt werden. Techniken, die man im achten Monat nicht ausführt, führt man also auch im dritten Monat nicht aus. Ebenso ist es selbstverständlich, dass evtl. verwendete ätherische Öle sorgfältig ausgewählt und keinesfalls solche verwendet werden, die ein abortive Wirkung besitzen und zu Kontraktionen der Gebärmutter führen können. Bitte lese dich vor der Anwendung in das Thema entsprechend ein (Literaturempfehlungen siehe Seite 146 f.), wenn du interessiert bist, mit verschiedenen Duftnoten bei der Massage zu arbeiten und die Aromatherapie in deine Massagen einzubeziehen.

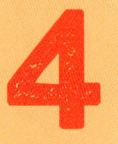

4 Massage für Freunde

Andere Menschen scheinen zu spüren, wenn jemand eine besonders gute »Massagehand« hat. Diese Personen werden häufig gebeten, bei Verspannungen mal eben zu massieren. Wenn du zunehmend merkst, dass deine Massagen gut ankommen, wächst dein Vertrauen in das eigene Können und der Wunsch, diese Fähigkeit zu vertiefen. Massage kann man auch als eine besondere Freizeitbeschäftigung betrachten. Zu massieren hat sogar einen gewissen sportlichen Aspekt. Als Massierender bewegt man sich ausgiebig. Alle Gelenke haben an den runden, fließenden Bewegungsabläufen der Massagegriffe teil. Das ist gut für die eigene Fitness, während die Empfangenden gleichzeitig von der entspannenden Wirkung der Massage profitieren.

Wenn Freunde oder Freundinnen Massagen untereinander austauschen, kümmern sie sich um das Wohlbefinden des anderen. Die Freundschaft kann sich dadurch intensivieren, weil man mehr voneinander erfährt. Massagegutscheine sind zudem ein persönliches und außergewöhnliches Geschenk.

5 Massage für ältere Menschen

Einfühlsame Massagen, bei denen Druck und Tempo mit den Empfangenden präzise abgesprochen und eingehalten werden, sind – sofern keine gesundheitlichen Probleme dagegen sprechen – für ältere Menschen sehr zu empfehlen. Unsere moderne Lebensweise delegiert die Altenpflege von den Familien weg an Fachkräfte. Zunehmend wird alles tabuisiert, was nicht mehr in das Idealbild eines gesunden, jungen und funktionierenden Menschen passt. Alter und Gebrechlichkeit werden verdrängt. Für den Massierenden mag es aus diesen Gründen anfänglich ungewohnt sein, einen alten Körper zu sehen und ihn zu berühren.

Auch alten Menschen tut es gut, berührt zu werden. Die Massage eines alten Menschen kann für dich genauso schön sein wie die Massage deines Partners, wenn es dir gelingt, die »Persönlichkeit im Menschen« zu berühren und nicht nur seinen gealterten Körper zu sehen. Mit der Massage älterer Menschen kannst du bereits in jungen Jahren eine unbefangene Beziehung zum Altern entwickeln. Versuche, beim nächsten Seniorenbesuch eine zehnminütige sanfte Einreibung mit einem duftenden Massageöl einzuplanen. Du wirst den Menschen eine große Freude machen!

Ältere Menschen plaudern häufig gern, auch während der Massage. Wenn wir in der Mitte eines aktiven Lebens stehen, vergessen wir leicht, dass der Wunsch nach sozialen Kontakten und körperlicher Nähe menschliche Grundbedürfnisse sind, die im Alter nicht abnehmen, aber immer seltener Befriedigung erfahren. Die Massagezeit erfüllt neben dem gesundheitlichen Aspekt also auch das Bedürfnis nach Nähe und Austausch.

In den TouchLife Massageseminaren wird uns häufig berichtet, wie positiv sich die Beziehung zu den eigenen Eltern veränderte, nachdem Kursteilnehmer ihrem Vater oder ihrer Mutter eine Übungsmassage angeboten haben. Waren die Eltern offen und konnten die Massage annehmen, war es für die Gebenden ein beeindruckendes Erlebnis, ihren Eltern auf diese Weise etwas zurückgeben zu können. Oftmals hatte es seit Jahren nicht mehr so viel Körperkontakt zwischen Eltern und Kindern gegeben, wie es die Massage ermöglichte. In einigen Familien konnte eine Kluft, die sich zwischen den Familienmitgliedern über Jahre hinweg gebildet hatte, durch die achtsame Atmospähre, die durch die Nähe der Massage entstand, überbrückt werden. Manche ältere Menschen haben einen labilen Kreislauf und neigen zu Schwindel. Die flache Ruhelage und die passive Entspannung während der Massage können dazu führen, dass der Kreislauf zeitweilig zu sehr absackt. Bitte beachte deshalb die folgenden Vorsichtsmaßnahmen.

Massage statt Blumen: Handmassage beim Besuch im Seniorenheim

Bei der Massage älterer Menschen zu beachten

- Die Behandlungsdauer kann je nach individuellem Gesundheitszustand variieren; beginne z. B. mit 15 Minuten und steigere die Massagezeit nur dann, wenn die Massage insgesamt gut angenommen wird
- Eine Rückenmassage sollte generell nicht länger als 20 Minuten dauern, weil die Bauchlage ältere Menschen häufig anstrengt. Wird in der Bauchlage der Nacken steif, kann ein Kissen unter der Brust oder das Drehen des Kopfes helfen.
- Arme und Beine werden tendenziell mehr zum Herzen hin massiert. Dennoch sind Ausstreichungen zu Händen und Füßen möglich.
- Eine sehr entspannende Massagevariante ist das Eincremen von Händen und Füßen. Die Empfangenden können sich auf einem Liegestuhl oder Bett ausruhen. Durch die Stimulation der Reflexzonen an Händen und Füßen wird der ganze Körper angesprochen.
- Sei beim Aufrichten nach der Massage behilflich und vergewissere dich, dass beim Aufsetzen kein momentaner Schwindel eintritt.

> **WAS TUN BEI SCHWINDEL?** Der Massagepartner legt sich nochmals auf den Rücken und legt seine Beine leicht erhöht auf ein dickes Kissen oder eine gefaltete Decke. Dabei atmet er mehrmals tief durch. Sprich beruhigend auf ihn ein und massiere kräftig die Hände. Biete nach einigen Minuten Wasser zu trinken an und hilf erneut beim Aufsetzen. Ist der Schwindel anhaltend, zögere nicht, ärztliche Hilfe in Anspruch zu nehmen.

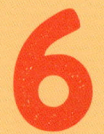

6 Massage für Kinder und unter Kindern

Kinder lieben es, berührt zu werden, und sie brauchen Berührungen! Massagen innerhalb der Familie gehören bestimmt zu den schönsten Familienritualen. Eine Massage kann z. B. auch eine wirksame und sanfte Einschlafhilfe sein oder eine Belohnung für etwas, das dein Kind gut gemacht hat. Massagen sollten für Kinder immer angenehm sein und selbstverständlich nur dann erfolgen, wenn das Kind sie auch wirklich möchte. Auch hier gilt es, die Grenzen des kleineren Gegenübers zu achten und zu respektieren. Schmerzpunktbehandlung, Dehnungen und therapeutische Techniken, die wehtun, mögen Kinder nicht.

Manche Griffe und Abfolgen, die für einen erwachsenen Körper sinnvoll sind, passen für die kleinen Körper nicht. Du wirst es selbst feststellen, wenn dir gewohnte Griffe bei Kindern nicht fließend und locker von der Hand gehen. Diese Techniken kannst du dann einfach weglassen. Ausstreichungen und grundsätzlich alle Griffe, bei denen die

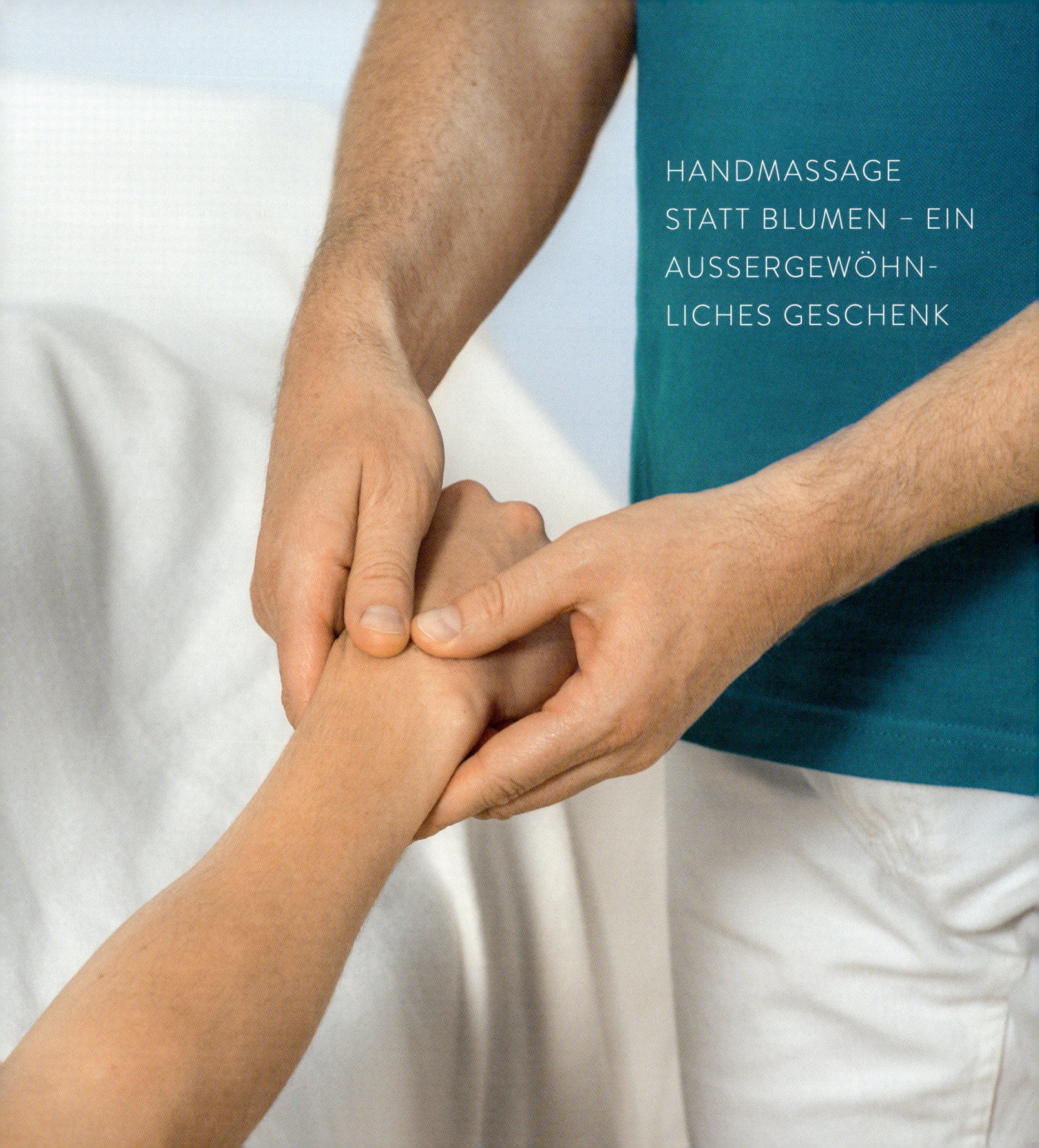

HANDMASSAGE
STATT BLUMEN – EIN
AUSSERGEWÖHN-
LICHES GESCHENK

ganze Hand mit der Haut des kindlichen Körpers in Kontakt ist, eignen sich dagegen hervorragend. 80 Prozent der Grifftechniken, die du im praktischen Teil dieses Buches kennenlernst, gehören zu dieser Sorte. Wenn du deine Kinder massierst, plane bitte keine feste Behandlungsdauer ein, sondern massiere so lange, wie du und dein Kind es möchten.

Kinder begreifen eine Massage als Spiel. Ihr Nachahmungstrieb sorgt nicht selten dafür, dass sie – wie die Großen – ebenfalls massieren wollen! Wenn Kinder

Kinder schlafen bei einer kurzen Massage von Mama oder Papa schnell ein

sich untereinander massieren möchten, kannst du vorschlagen, dass die Massage heute zunächst für ein Körperteil, z. B. den Rücken, ausprobiert werden kann. Erkläre einfach, dass man als »Nehmer« ruhig liegt und der »Geber« für eine ölige Haut sorgen muss. Die meisten Kinder wollen dann erstmal loslegen und entdecken spielerisch die Sprache der Berührung. Wenn dein Kind bereits von dir massiert wurde, wirst du staunend bemerken, wie schnell der Transfer vom Empfangen zum Geben der Griffe gelingt. Weiterführende Anleitungen kannst du gerne geben, wenn das Kind neugierig danach fragt und »es richtig machen möchte«.

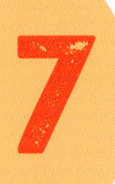

7 Babymassage

Die gesamte körperliche Entwicklung von Babys und besonders ihre Motorik wird durch Massagen gefördert. Für die Kleinen ist es zudem ein unübersehbarer Genuss, diese wertvolle Zuwendung zu erhalten. Zarte Einreibungen, Liebkosung und das intuitive Streicheln gehören mit zum Besten, was Eltern ihren Kindern in dieser Frühphase des Lebens geben können.

Auch wenn eine ausführliche Babymassage schon wieder eine Kunst für sich ist. Die gilt besonders, wenn neben der Stimulierung des Körperlichen auch die ganzheitliche Sichtweise integriert wird. Im TouchLife Massage-Netzwerk haben sich einige Kolleginnen und Kollegen in der Kursleitung für ganzheitliche Babymassage qualifiziert. Sie bieten spezielle Kurse in Babymassage an, in denen

Eltern lernen können, welche Massagegriffe für ihr Kind am besten sind. Bei der Adresssuche ist die TouchLife-Schule[1] gerne behilflich.

Wenn du mit Hilfe dieses Buches etwas Praxis durch die Massage von Freunden und Verwandten gewonnen hast, wirst du dich wahrscheinlich sicher genug fühlen, dein eigenes Baby zu massieren. Lass deine Hände dabei von diesem Leitsatz führen: Babymassage ist ein Dialog der Liebe.[2]

1 *siehe Kapitel 5: Weiterführende Informationen, Seite 150*

2 *Ergänzender Buchtipp der Redaktion: Einige Sequenzen zur Babymassage sind auch in den Buch »Yoga für Mütter und Babys« von Françoise Barbira-Freedman nachzulesen (ebenfalls bei NaturaViva erschienen).*

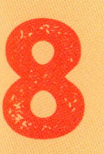

Professionelle Massage durch geschulte Behandler/innen

Stellst du beim Lesen dieses Buches fest, dass dir die Philosophie der TouchLife Methode gefällt, bist du vielleicht gespannt, wie sich eine professionelle Massage bei Behandlern[3] anfühlt, die das vollständige Griffrepertoire sicher beherrschen. Als Massageklient erwartet dich dort noch einmal ein höheres Niveau als jenes, das du als »Übungspartner« von Freunden kennst, die gerade beginnen, sich in dieses Gebiet einzuarbeiten. Wenn du selbst Spaß am Massieren hast, kannst du dir von jeder guten Massage, die du erhältst, womöglich auch einige Grifftechniken abschauen und dein eigenes Repertoire durch sie erweitern.

Das Besondere an der ganzheitlichen TouchLife Massage ist, dass der Ablauf der Massagesitzungen vom Behandler flexibel in einer Art Baukastensystem nach den individuellen Anliegen des Klienten zusammengestellt wird. Bei dieser maßgeschneiderten Massage stehen jene Verspannungszonen im Mittelpunkt, die der Klient für besonders wichtig hält. Sie berücksichtigt immer den Grad der Empfindlichkeit, so dass die Behandlung wirksam, aber nicht schmerzhaft ist. Routinierte

Auch das ist Glück: Eine/n guten Massagebehandler/in gefunden zu haben

Massagebehandlerinnen haben ein bemerkenswertes Fingerspitzengefühl entwickelt, mit dem sie zum einen die aktuellen Spannungszonen auffinden und zum anderen Druck und Tempo der Massage optimal anpassen.

Bei fachgerechter Anwendung birgt Massage kaum das Risiko unerwünschter, gefährlicher Nebenwirkungen. Den größten Nutzen für Gesundheit, Wohlbefinden, Regeneration und Lebensqualität erfährt man durch Massage bei regelmäßiger Anwendung. Dann kann die Massagewirkung dem Bewegungsapparat nachhaltig helfen, geschmeidig und fit zu bleiben und Körper und Geist profitieren von Erlebnissen tiefer Entspannung.

Bei Massage spielt Vertrauen eine wichtige Rolle: Gefallen die Räumlichkeiten, entspricht die Methode meinen Erwartungen, ist die Behandlerin oder der Behandler kompetent, kann ich mir vorstellen, unter diesen Händen zu liegen und loszulassen? Manche probieren verschiedene Behandler und Methoden aus, bevor sie sich endlich gut aufgehoben fühlen. Dann kann man sich glücklich schätzen!

3 *siehe Kapitel 5: Internationales TouchLife Massage-Netzwerk, Seite 144*

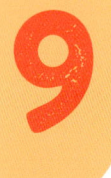

Gegenanzeigen: Hier darf nicht massiert werden

- Bei Fieber oder grippalen Infekten sollte nicht massiert werden.
- Auch bei akuten entzündlichen Prozessen, wie z. B. Rheumaschüben, Darmentzündungen (Kolitis), Venenentzündungen usw., ist eine Massage kontraindiziert.
- Das gleiche gilt für Menschen, die akut an Krebs erkrankt sind und sich in medizinischer Behandlung befinden.
- Bei einem Bandscheibenvorfall und sehr schmerzhaften Ischiasbeschwerden wird keine Rückenmassage gegeben, weil das Risiko besteht, dass sich schon die Bauchlage verschlimmernd auf die Schmerzursache auswirken könnte.
- In Phasen akuter Herz-Kreislaufschwäche wäre Massage – wie generell alle körperlichen Anstrengungen – gefährlich.
- Bei Hautkrankheiten ist darauf zu achten, dass das verwendete Massageöl bzw. die Lotion die Haut nicht reizt oder den Zustand der Haut verschlimmert.
- Menschen mit Krampfadern dürfen an den Beinen nicht fest geknetet werden; ein gutes Massageöl einzureiben ist jedoch sinnvoll.
- Menschen, die unter fortgeschrittener Osteoporose (Knochenentkalkung) leiden und auf Grund dessen Knochenbrüche erlitten, dürfen keine Rückenmassagen erhalten; Einreibungen von Füßen und Händen sind jedoch möglich.
- Menschen, die psychisch erkrankt sind, sollten Massagen nur erhalten, wenn sie innerhalb eines integrierten Therapieplanes vom behandelnden Arzt bzw. Psychotherapeuten empfohlen werden.
- Ansonsten gelten die Einschränkungen für Massagen während der Schwangerschaft (Seite 49 f.), für Massagen älterer Menschen (Seite 52) und von Kindern (Seite 52 f.).

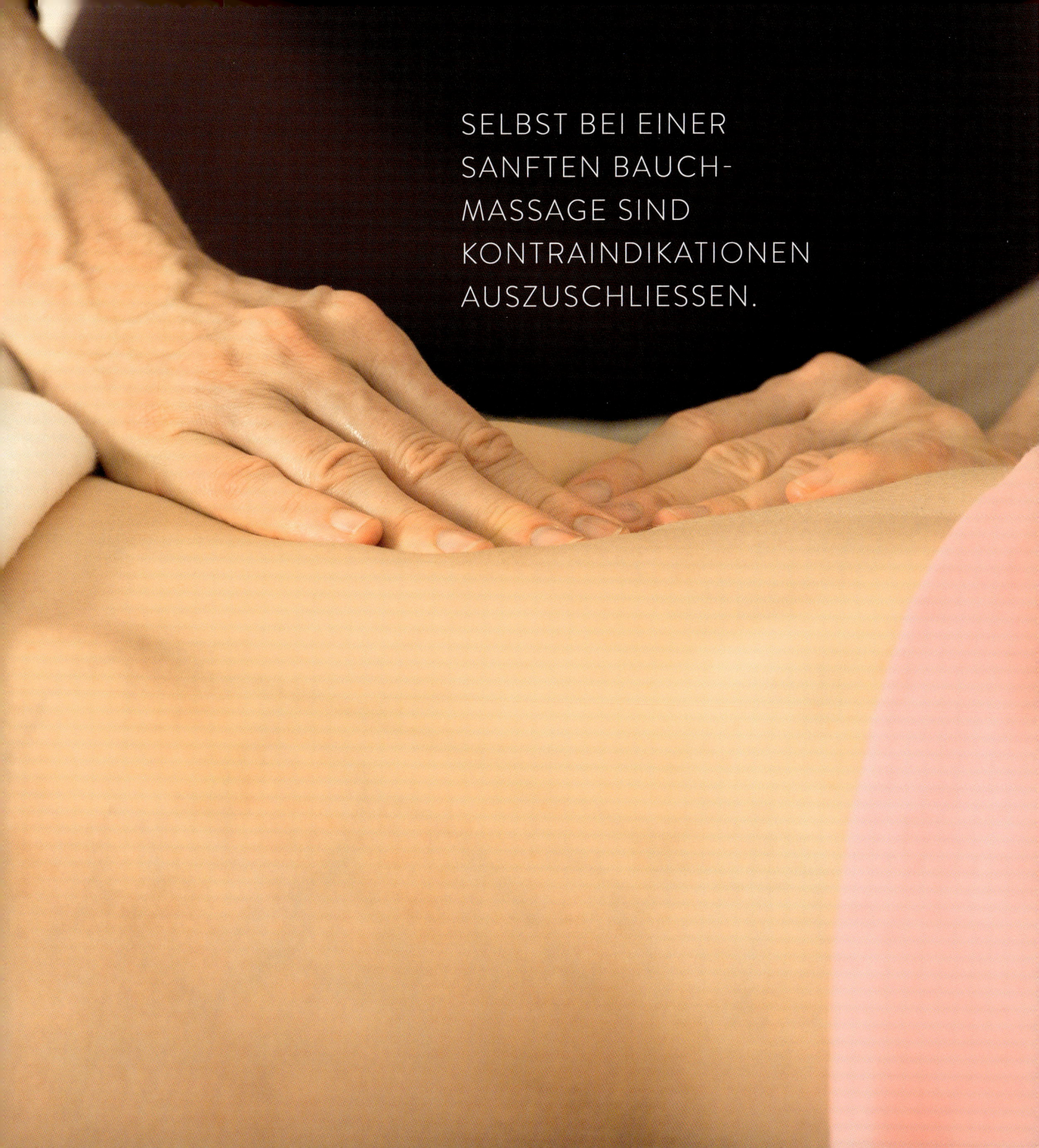

SELBST BEI EINER
SANFTEN BAUCH-
MASSAGE SIND
KONTRAINDIKATIONEN
AUSZUSCHLIESSEN.

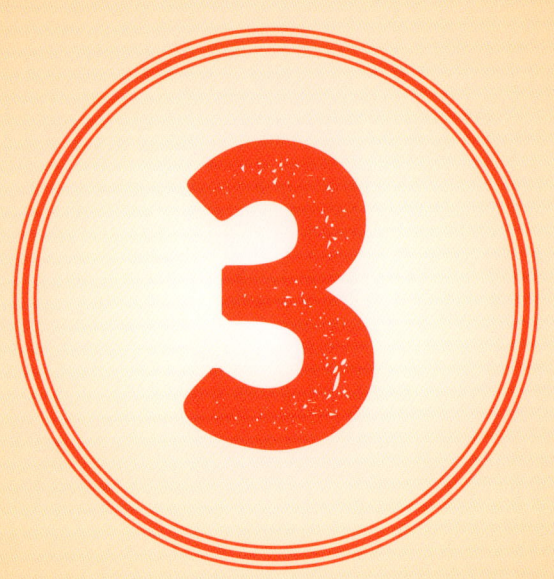

MASSAGE
VON KOPF BIS FUSS

mit Massagegriffen und Behandlungsabläufen
für fünf Körpersegmente

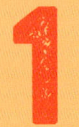

Die richtige Vorbereitung und Einstimmung auf die Massage

Der äußere Rahmen trägt zum Gelingen der Massage ebenso bei wie die innere Bereitschaft, sich auf seinen Massagepartner einzulassen. Einige praktische Vorbereitungen drücken dabei Respekt und Sorgfalt aus, ermöglichen einen reibungslosen Ablauf und werden die Freude, die beide Beteiligten bei der Massage empfinden, noch vergrößern. Im ersten Kapitel (siehe Seite 18 ff.) sind manche Aspekte, die zu einer guten Vorbereitung gehören, bereits angeschnitten worden. Im Folgenden werden diese Informationen ergänzt und kompakt zusammengefasst. So kannst du dich optimal aufs Massieren vorbereiten und entsprechend auf diese gemeinsame Zeit des intensiven Austauschs einstimmen.

1 Massageöle, Balsame, Lotionen und ätherische Öle

Damit die Hände bei der Massage gut über den Körper gleiten können, wird die Haut eingefettet. Ohne die Verwendung eines Massageöls bleiben die Hände bei jedem Griff an der Haut haften. Durch das dabei entstehende Ziehen, Ziepen und Reißen kann sich kein fließender Rhythmus einstellen.

Verwende idealerweise nur naturreine und schonend gewonnene Öle, denn die Haut »isst mit«! Als Basisöle eignen sich hervorragend süßes Mandelöl, Macadamianussöl, Sonnenblumenöl und Jojobaöl. Diese sind hautverträglich und enthalten eine Reihe natürlicher Substanzen, die der Hauternährung dienen. Diese Öle fetten ca. 30 Minuten auf der Haut nach, bevor sie vollständig absorbiert werden. Das ist für die Massage ideal.

Die Haut isst mit

Mandel-, Macadamia-, Sonnenblumen- und Jojobaöl[1] kannst du in Naturkostläden, Reformhäusern, Apotheken oder im Online-Fachhandel kaufen. Öle, die gesund für den Verzehr sind, sind auch gut für die Haut.

Bewahre das Massageöl am besten im Kühlschrank auf; dort bleibt es lange frisch. Denke aber immer rechtzeitig vor einer Massage daran, das Öl auf Zimmertemperatur anzuwärmen. Je geringer der Temperaturunterschied zwischen Haut und Öl ist, desto angenehmer wird das Auftragen des Öls empfunden.

Das Basisöl kann darüber hinaus mit 100 % natürlichen, ätherischen Ölen ergänzt werden. Diese riechen nicht nur gut, sondern besitzen auch Heilpotenzial.[2] Es kann Spaß machen, das eigene Lieblingsöl aus Basisöl plus ätherischen Ölen selbst

---

1 *Kapitel 5: Weiterführende Informationen und Empfehlungen*

2 *Ingrid Dierssen: »Düfte helfen heilen. Handbuch der Aromatherapie«, Hallwag (2000). Rita Nussbaumer/Theo Vogel: »Düfte für Körper und Seele. Grundlagen der Aromatherapie«, NaturaViva (2005).*

zusammenzumischen. Als grobe Richtschnur sollten gesamt nie mehr als drei Tropfen für eine Behandlung zum Mischen mit dem Basisöl genommen werden. Hinweise zu praxiserprobten Massageölen in kontrollierter Bio-Qualität findest du auch im Anhang des Buches. Wenn du dich mit der spannenden Welt der Aromatherapie näher befassen möchtest, sind Fachbücher oder auch Kurse bei ausgebildeten Aromatherapeuten sehr zu empfehlen.

Alternativ zu den Ölen gibt es auch sogenannte Massagebalsame. Deren Hauptbestandteil besteht in der Regel aus Sheabutter. Sie reguliert den Feuchtigkeitsgehalt der Haut und wirkt beruhigend, rückfettend und pflegend bei trockener Haut.

Lass deine Nase entscheiden

Lass beim Kauf deine Nase entscheiden. Was gut riecht, das bekommt dir auch. Wenn du Freude an der Massage findest und öfter im Freundes- oder Familienkreis massieren möchtest, lege dir eine kleine Auswahl an Massageölen bzw. Balsamen zu. Dein Massagepartner kann sich dann direkt vor der Massage das Öl aussuchen, das ihm im Moment am besten gefällt.

Lotionen auf Wasserbasis oder sogenannte Körpermilch kannst du zwar verwenden, sie sind aber nur eine Notlösung. Diese Lotionen haben nämlich den Nachteil, dass man alle paar Minuten zur Flasche greifen muss, um den Fettfilm auf der Haut zu erneuern. Wegen der schnellen Aufnahme durch die Haut sind Lotionen für eine ausführliche Massage nicht optimal.

2 Musik während der Massage

Leise Hintergrundmusik vertieft die Entspannung. Setze Musik bewusst ein, was bedeutet, dass sie nicht unbedingt während der gesamten Massage laufen sollte. Wir überlassen die Entscheidung immer den Empfangenden: Viele wünschen sich einfach Stille, weil sie sich dann noch besser auf den Genuss der Berührung konzentrieren und einlassen können.

Musikstücke mit Gesang sind unserer Erfahrung nach zur Entspannung ungeeignet, ebenso wenig passt eine dynamische, rhythmische Musik, die zu körperlichen Bewegungen anregt. Und auch ein Radioprogramm ist kein angemessener musikalischer Hintergrund für eine achtsame Massagearbeit. Musik[3], die mit Naturgeräuschen unterlegt ist, sowie einige klassische Stücke eignen sich hingegen gut.

3 *siehe auch Musikempfehlungen auf Seite 146*

3 Die Dauer der Massage

20 Min.

Beginne mit 20 Minuten und überprüfe im Anschluss, ob du noch Energie für eine Verlängerung gehabt hättest. In diesem Fall steigere am besten im Zehn-Minuten-Takt die Dauer deiner Massagen, bis du deine Lieblingszeit herausgefunden hast. Länger solltest du nicht massieren, sonst bist du bald selbst massagebedürftig. Achte auch hier deine Grenzen.

45 Min.

Die Massagepartner möchten ihre Massage meistens solange wie möglich genießen. Bedenke aber, dass jede Berührung einen Reiz für den Organismus darstellt, auf den er reagiert und den er verarbeiten muss. Die meisten Menschen werden deshalb nach ca. 45 Minuten Massage bereits etwas müde und driften in eine angenehme und gesunde Tiefenentspannung ab. Man könnte sagen, dass sie »berührungssatt« sind. Zuviel Berührung kann auch überreizen. Als maximale Massagedauer (zuzüglich den Gesprächszeiten und der Nachruhe) empfehlen wir deshalb 60 Minuten.

60 Min.

Es ist unserer Erfahrung nach sinnvoll, bereits bei den ersten Übungsmassagen im Vorgespräch miteinander zu vereinbaren, wie lange die Massage heute dauern soll. Die meisten Menschen können sich umso leichter fallenlassen und entspannen, je mehr sie eine Situation mitbestimmen können. Den Zeitrahmen gemeinsam bewusst festzulegen und einzuhalten, kann beiden Massagepartnern ein Gefühl von Sicherheit geben.

4 Ein stimmiger Ausklang für die Massage

Beende deine Massage immer mit einer Ausstreichung zu den Händen, Füßen oder zum Kopf hin. Danach decke den Massagepartner zu und lege beide Handflächen für etwa 30 Sekunden flach auf eine Körperstelle, die du intuitiv bestimmst.

Dieser ruhende Handkontakt ist dein »Abschiedsgruß«. Deine Hände sagen: »Nach Streichen, Kneten und Ausschütteln ziehe ich mich allmählich von deinem Körper zurück. Bitte bereite dich darauf vor, bald wieder alleine zu sein.«

Wenn deine Massage erfolgreich war, befindet sich der Partner jetzt in einem entspannten, zufriedenen Zustand. Möglicherweise empfindet er sogar eine Art energetisches Strömen und Pulsieren im Körper – dann ist die Massage wirklich gut gelungen. Statt nach einer Massage sofort wieder aufzuspringen und in den schnelllebigen Alltag einzutauchen, ist es wirkungsvoller, wenn diese Entspannung in Körper und Geist noch eine Weile nachklingen darf. Du kannst dafür leise den Raum verlassen, um dich selbst zu erfrischen, das Öl von den Händen zu waschen und ein Glas Wasser zu trinken. Gönne dem Partner nach dieser Phase von intensiver Nähe eine Nachruhe. Warte, bis er wieder munter ist, langsam vom Massageplatz aufstehen kann und zu dir kommt.

Nach der Massage Wasser trinken – und zwar beide! Biete Wasser oder eine Tasse Tee an. Eine Massagebehandlung kann Stoffwechselschlacken aus den Muskelzellen lösen, die über Nieren und Blase ausgeschieden werden. Häufig muss der

Der Abschiedsgruß

Empfangende im Anschluss an eine Massage deshalb auf die Toilette. Der Urin kann konzentrierter als üblich sein, was auf die entschlackende Wirkung der Massage hinweist. Dieser positive Reinigungsprozess wird durch eine Flüssigkeitsaufnahme unmittelbar nach der Massage unterstützt. Lass den Partner erzählen, was er während der Massage gespürt und erlebt hat, welche Gedanken ihm durch den Kopf gegangen sind und ob es ihm gelungen ist, loszulassen und sich zu entspannen. Möglicherweise hat er Vorschläge, wie du einige Massagegriffe verbessern könntest.

Es ist nicht ungewöhnlich, wenn die Behandelten in den ersten ein bis zwei Stunden nach einer wirksamen Massage müde werden. Der Körper verarbeitet dann immer noch die Reize, die er durch die Berührungen erhalten hat. Manche Menschen übergehen in ihrem Alltag jene Signale, die ihnen sagen, wann es Zeit für eine Pause und zum Kraftschöpfen ist. Diese Menschen erhalten durch eine gute Massage endlich Gelegenheit zum Abschalten und spüren nach der Massage erst, wie erschöpft sie eigentlich waren. Manchmal genügt eine einzelne Massagestunde nicht, um die inneren Batterien vollständig aufzuladen, aber fast immer fühlen sich die Behandelten etwas später am Tage wieder putzmunter und energiegeladen.

Wasser trinken!

5 Tipps

In unserer Praxis ist es üblich, dass Klienten ihren Slip anbehalten, d. h. der Intimbereich wird nicht berührt und bleibt stets bedeckt. Wenn du in der Partnerschaft Massagen tauschst, könnt ihr zuvor besprechen, wie ihr mit der Nähe und Intimität während der Massage umgehen möchtet (siehe auch Kapitel 2: Partnermassage).

Andere Menschen, die du massieren kannst, schenken dir ihr Vertrauen und geben ihre körperliche Distanz auf. Diese spezielle Art der Nähe ist keine Einladung, Intimitäten auszutauschen! Versuche nicht, diese achtsame, respektvolle Berührung in eine erotische, verführende Situation zu verwandeln. Bleibe bitte immer mit deiner Aufmerksamkeit bei dem, was ihr miteinander vereinbart habt. Selbst wenn sich während der Massage beim Behandler oder dem Behandelten erotische Phantasien entwickeln sollten, ist dies nicht der passende Raum und Rahmen, diesen nachzugehen und sie in diesem Moment auszuleben.

Achte das dir geschenkte Vertrauen!

Wer massiert wird, sollte zuvor den Schmuck ablegen. Das gilt insbesondere für Armreifen, Uhren, Halsketten und Ohrringe (kleine Ohrstecker stören nicht). Bei Ausstreichungen wäre Schmuck hinderlich, zumal er ölig werden könnte. Auch wer massiert, verzichtet auf Armbänder und Uhren, die womöglich am Körper der Massierten entlangschrammen oder hängenbleiben. Dies gilt auch für kantige Ringe und solche mit Steineinfassungen, wohingegen abgerundete, flache Ringe in der Berührung unauffällig sind und nicht abgenommen werden müssen.

6 Die eigene Haltung bei der Massage

Wenn du am Boden massierst, achte darauf, dass du ebenfalls auf einer Decke, Matte oder einem dicken Sitzkissen abwechselnd knien und sitzen kannst. Deine Gelenke sollten nicht auf den harten Boden drücken. Für manche Griffe musst du dich aus deinem Körperschwerpunkt fort nach vorne beugen. Achte darauf, zum Ausgleich immer wieder für kurze Momente in aufrechter Haltung zu sitzen, während du zum Beispiel einen ruhenden Haltegriff anwendest. Wechsle öfter deine Sitzposition und rutsche dicht an die Massagepartien heran, so dass sich keine einseitige Belastung oder eingeschlafene Glieder bei dir entwickeln können. Halte jedoch zu jeder Zeit soviel Abstand, dass du den Körper des Partners nur mit den Händen berührst.

Öfter die Sitzposition wechseln

Nimm an einem Massagetisch bei der Behandlung möglichst eine Schrittstellung ein. Deinen Schwerpunkt kannst du somit von den Beinen aus vor- und zurückverlagern. Bewege dich bei der Massage immer mit kleinen Schritten mit. So setzt du dein gesamtes Körpergewicht ein, statt nur aus Schultern und Armen zu arbeiten – und du wirst dich dabei ausgeglichener fühlen. Für die Gesichts-, Nacken- und Fußmassage am Tisch ist es sinnvoll, sich mit aufrechter Wirbelsäule auf einen Stuhl oder Hocker zu setzen und beide Fußsohlen in Kontakt mit dem Boden zu haben, also gut geerdet zu sitzen.

Ruhende Haltegriffe sind immer ein schöner Massageabschluss. Als Behandler kannst du ebenso wie die Empfangenden auf deinen eigenen Atem achten, um rechtzeitig zu bemerken, wenn du dich verspannst. Dann kannst du tief durchatmen, beim Ausatmen loslassen und bist wieder etwas mehr in deiner Mitte. Wenn du während der Massage müde wirst, suche nach inspirierenden oder kraftschöpfenden Gedanken. Sobald du nicht mehr massieren kannst, mache einen Abschlussgriff und beende die Sitzung, anstatt dich völlig zu verausgaben. Achte deine Grenzen, sowohl auf physischer wie auch auf psychischer Ebene. Sich bei einer Massage auszupowern, hilft keinem. Deine Massagen gelingen am besten, wenn du mit Leichtigkeit, Achtsamkeit und Freude arbeitest.

Leichtigkeit, Freude und Achtsamkeit

7 Je öfter du massierst, desto erfüllter wirst du dabei sein

Setze dich nicht selbst unter Erfolgsdruck. Du kannst nach diesem Buch grundlegende Massagegriffe erlernen, aber solange du alleine, ohne die Unterstützung von Lehrer und/oder Lerngruppe übst, wird dir mancher Bewegungsablauf komplizierter erscheinen, als er eigentlich ist. Alle Anfänger sind manchmal ungeschickt, unsicher und machen »Fehler«. Das ist ganz normal. Lass dich deshalb nicht entmutigen, wenn die Massagepartner einmal nicht zufrieden sind. Ergreife diese Chance, aus der Kritik zu lernen und den Griff beim nächsten Mal eleganter auszuführen.

Aus unserer über 30-jährigen Lehrerfahrung wissen wir, dass es einen Unterschied machen kann, in welchem Körpersegment die Massage geübt wird. Für manche erscheinen bestimmte Köperteile als schwierig, die für den anderen leicht sind. Der eine kann z. B. auf Anhieb die Beine oder das Gesicht

Freude am Lernen

stimmig und geschickt berühren/massieren und tut sich schwer, wenn er am Rücken oder Bauch behandelt; für andere ist es umgekehrt. Wenn du also beim Üben mit einem der Körpersegmente Schwierigkeiten hast, ist es kein Problem, wenn du dich zunächst auf ein anderes Segment konzentrierst. Deine Hände können dort eine gewisse Geschicklichkeit entwickeln und du sammelst Erfolgserlebnisse. Die Zuversicht, dass dir das Massieren schon besser gelingt, bestärkt dich darin, dich danach noch einmal dem zuvor schwierigen Massagegebiet zu widmen.

Massagen gelingen demjenigen, der mit Freude arbeitet. Mit jeder Massage, die du gibst, gewinnst du ein wenig mehr Sicherheit, bis deine Hände irgendwann wie von selbst zu den richtigen Stellen gleiten werden. Je häufiger du massierst, desto mehr Freude wirst du dabei haben – und deine Massagepartner ebenso.

Häufige Fragen

Ich habe vor der Massage kalte Hände, was regelmäßig dazu führt, dass meine Massagepartner bei den ersten Berührungen des Einölens zusammenzucken. Gibt es da einen Trick?

→ Während der Massage erwärmen sich die Hände, weil du aktiv bist und sie sich durch die Körperwärme anwärmen. Du kannst kurz vor dem verabredeten Massagetermin intensive Gymnastik machen oder zehn Minuten tanzen, so baust du innere Wärme auf, die auch die Hände erreicht. Was ebenfalls funktioniert: Nach dem Vorgespräch bzw. direkt vor der Massage kannst du deine Hände unter warmes Wasser halten oder sie schnell aneinander reiben, bis sich Wärme in ihnen ausbreitet.

Wenn ich massiere, schwitze ich und bekomme feuchte Hände. Wie kann ich damit umgehen?

→ Dafür kann es mehrere Gründe geben, z. B. auch die Arbeitshaltung. Massage am Boden ist für die meisten anstrengender als am Tisch. Dann ist da noch der typische Anfängerstress. Die innere Anspannung, gleich alles richtig machen zu wollen, der Massagepartnerin eine gute Behandlung geben zu wollen, gelobt werden zu wollen, ohne Routine viele wichtige Details beachten zu wollen ... Das kann einen ja auch ins Schwitzen bringen, oder?

TIPP: Mit einem Handtuch in Reichweite kannst du dir zwischendurch Stirn und Hände abtrocknen. Oder du trägst – wie beim Tennis – Schweißbändchen für Handgelenke und/oder Stirn. Nach einigen Übungsmassagen wirst du cooler!

Ich habe längere Fingernägel, kann ich damit überhaupt massieren?

→ Das wird mit den Griffen, die wir in diesem Buch vorstellen, gehen. Erst bei den fortgeschrittenen Techniken, die z. B. in der TouchLife Grundausbildung unterrichtet werden, gehen die Fingerkuppen auf tieferliegende Muskelschichten ein; dann stören die überstehenden Nagelspitzen. Wenn die Massage zum Beruf wird und man jede Woche viele Behandlungen gibt, ist es besser, die Fingernägel rund und knapp unter Fingerkuppenniveau zu feilen.

Welche Kleidung eignet sich zum Massieren?

→ Bequem geht hier vor chic. Wenn du am Boden massierst, achte darauf, dass dir Hose und Gürtel nicht in Leiste und Oberschenkel kneifen oder die Bauchatmung behindern. Shirts mit kurzen Ärmeln sind vorteilhaft, weil du sonst leicht mit den Ärmelbündchen am Körper entlangwischst. Wähle Stoffe, die du leicht waschen kannst, weil es passieren kann, dass du mit deinen eingeölten Händen an die Kleidung fasst.

Wie dosiere ich das Massageöl richtig?

→ Das ist eine Sache der Erfahrung. Die ideale Menge hängt auch vom Körperteil bzw. der Größe der Hautfläche ab. Tipp: Anstatt das Öl aus der Flasche auf den Körper zu gießen, gebe die gewünschte Menge zunächst auf deine gewölbte Handinnenfläche. Von dort verteilst du das Öl mit beiden Händen langsam auf dem Körperteil, das massiert werden soll. Als Anfänger nimmst du zunächst wenig Öl, verteilst es und nimmst dann so viel nach, dass alle Hautpartien einen leichten Glanz haben, ohne »nass« auszusehen. Ziel: Die Hände sollen auf der Haut gleiten, beim Griff des Knetens gleichzeitig aber noch die Haut fassen können, ohne abzurutschen.

Körperbewusstsein

Den Körper anatomisch zu verstehen, ist nur eine Ebene, die beim Massieren relevant sein kann. Ebenso wichtig, besonders aus ganzheitlicher Sicht, ist die subjektive Wahrnehmung des Körperlichen: Wie fühlen wir uns in unserem Körper? Welche Bedeutung ordnen wir einzelnen Körpersegmenten zu? Gelingt es uns, auf die Sprache des Körpers achten zu lernen, seine Botschaften zu verstehen? Wenn du einen Zugang zum Körperbewusstsein hast, wird das auch die Weise, wie du andere Menschen berührst, beeinflussen. Dein Fingerspitzengefühl, dein Einfühlungsvermögen, deine empathische Einstellung wachsen, wenn du beim Massieren neben der Ausführung der Grifftechnik auch dafür offen sein kannst, dass Rücken, Beine, Arme usw. für wichtige Erlebnisbereiche im Leben des Massagepartners stehen, mit denen du in Kontakt trittst. Denke daran, dass unsere Muskeln unser Körpergedächtnis darstellen und in Verspannungen auch längst »vergessene«, unangenehme Erlebnisse gespeichert sein können.

Übungen, die das Körperbewusstsein vertiefen, können die Art und Weise, wie wir massieren, positiv verändern.

Dein Verständnis für die Ebene des Körperbewusstseins kann dadurch wachsen, dass du dich selbst massieren lässt und dabei auf alles achtest, was du spürst, denkst und fühlst – während einer Massage und auch in der Zeit danach, wenn sie nachwirkt. Darüber hinaus gibt es viele gute Übungen, die du unabhängig von der Massage alleine oder mit anderen Menschen gemeinsam erleben kannst, die dein Körperbewusstsein entwickeln helfen. Das ist ein spannendes Lernfeld.

In diesem Buch findest du deshalb für jedes der fünf Massagesegmente, zusätzlich zu den Informationen, die sich auf die Massage beziehen, eine Anleitung für eine körperbezogene Übung, die du für dich machen kannst (Ausnahme: Beim Rücken stellen wir eine Übung vor, die du am besten mit deiner Lebenspartnerin entdecken kannst).

Du kannst bei den freien Bewegungsübungen am Ende der Teilkapitel deinen Atem einbeziehen. Atme etwas tiefer ein und aus als sonst. Im Ausatmen lösen sich vielleicht Töne oder Seufzer. Wenn diese Seufzer feststecken, hilf etwas nach, indem du zu Beginn das Tönen etwas übertreibst. Entdecke, wie deine Bewegungen, dein Atem und die Töne allmählich wie von selbst aus dir heraus entstehen. Die Übung braucht nicht anstrengend zu sein! Im Gegenteil, Leichtigkeit und ein Gefühl von Freiheit sind Zeichen dafür, dass du mit dir in Fluss kommst und sich Spannungen auflösen. Nach der Übung lege oder setze dich für eine kleine Weile ruhig hin und genieße deren Wirkung, solange du magst. Ermutige anhand dieser Erfahrung auch deine Massagepartner, ihren Atem einzubeziehen und während der Massage Töne entstehen zu lassen.

2

Rücken

Viele Menschen kennen das Gefühl, Verantwortung und Last auf ihrem Rücken und ihren Schultern zu tragen. Wenn die Pflichten – phasenweise – überhand nehmen, kann sich die positive Erfahrung, einen Beitrag leisten zu können, in das Gefühl verwandeln, belastet zu sein. Eine Rolle spielt dabei auch, ob man selbstbestimmt über die Aufgaben, die es zu bewältigen gilt, entscheidet oder sich eher als Glied am Ende einer Kette von Sachzwängen sieht, die man kaum kontrollieren kann und sich als Opfer einer Überforderung erlebt. Von dieser Last fühlen sich Menschen dann manchmal niedergedrückt und empfinden sich verspannt, gerade auch im Rücken. Eine zusammengezogene Rückenmuskulatur erzeugt ein unangenehmes Engegefühl, das in den Nacken, Kopf, die Arme oder Beine ausstrahlen kann. Wenn der Rücken weh tut und sich nach etwas sehnt, für das er sich nicht anstrengen muss, dann ist eine ausgleichende Berührung genau das Richtige.

Unser Rücken leistet eine Menge für uns und wird stark beansprucht. Belastung kann einerseits durch körperliche Arbeit entstehen, z. B. wenn man schwere Lasten heben muss (Pflegeberufe) oder viel steht (Verkäuferin). Verspannungen entstehen aber auch dann, wenn im (Arbeits-) Alltag zu wenig Bewegung stattfindet (Bürotätigkeit). *Eine Überforderung verspannt die Muskulatur.* Die Rückenmuskulatur ermöglicht uns sowohl Aufrichtung als auch Beweglichkeit. Nehmen wir zu häufig eine einseitige Haltung ein, verkrampft die Muskulatur, und wir fühlen einen Verspannungsschmerz. Diesen Verspannungen, die unbehandelt nach längerer Zeit auch zu Verschleißerscheinungen im Bewegungsapparat führen können, kannst du z. B. durch Ausgleichssport, bewusste Körperhaltung oder durch regelmäßige Massagen vorbeugen. Wir haben für dich einige einfache Massagegriffe zusammengestellt, mit denen du den Rücken deines Massagepartners verwöhnen kannst. Diese Massagegriffe gehen besonders auf die wichtigen großen, oberflächlich liegenden Muskeln des Rückens ein.

Hat dein Massagepartner regelmäßig starke Rückenschmerzen, so sollte er vor der Massage einen Arzt aufsuchen, um das Risiko einer Fehlbehandlung auszuschließen. Von einer Rückenmassage abzuraten ist bei allen entzündlichen Prozessen im gesamten Rückenbereich sowie bei einem akuten Bandscheibenvorfall, akuten Ischiasbeschwerden, einem akuten Hexenschuss sowie bei fortgeschrittener Osteoporose hochbetagter Menschen (weitere Informationen zu den Gegenanzeigen findest du auf Seite 56).

Überforderung führt zu Verspannung

Anregungen für das Vorgespräch mit dem Massagepartner

- Wie nimmst du die Haltung deines Rückens wahr?
- Fällt dir eine aufrechte Haltung deines Rückens leicht oder ist sie anstrengend?
- Empfindest du deinen Rücken kraftvoll, geschmeidig, erstarrt, fest, verspannt, gepanzert, gewappnet oder flexibel?
- Hast du den Eindruck, dass deine geistige Befindlichkeit sich in der physischen Haltung widerspiegelt? Falls du die Frage mit Ja beantwortet hast, wie drückt sich deine innere Befindlichkeit im Rücken aus?
- Nimmst du deinen Rücken und das, was hinter dir liegt, bewusst wahr?
- Hast du ein Gefühl von Rückhalt in deinem Rücken?
- Was oder wer vermittelt dir Rückhalt?
- Falls du einen Mangel an Rückhalt spürst, was könnte dir den Rücken stärken?
- Fühlt sich dein Rücken belastet an?
- Ist es eine Last, die du dir selbst auflädst oder wurde sie dir von außen auferlegt?
- Würdest du sie gerne erleichtern oder gar abwerfen?

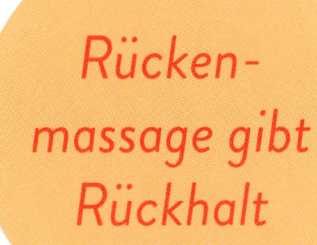

Rücken-massage gibt Rückhalt

Tipps

Bei der Rückenmassage ist es wichtig, die Schmerzgrenze des Partners zu beachten und mit dem Druck nicht über diese Grenze hinauszugehen. Wenn durch eine zu feste oder abrupte Massagetechnik die Schmerzgrenze überschritten wird, reagiert der Körper reflexhaft z. B. mit zusammengebissenen Zähnen, muskulärer Anspannung in der Rückenstreckermuskulatur, verkrampften Händen und Füßen, mit Schweißausbruch, plötzlicher Kälte und angehaltenem Atem. Dann ist es vorbei mit der Tiefentspannung und dem gesunden Genießen der Massage und die Empfangenden wünschen sich nur noch, dass die Behandlung schnell vorbei sein möge.

Verspannungen im Rücken kennt fast jeder; Massage macht harte Stellen weicher.
Im Vorgespräch kannst du den Partner fragen, wie es seinem Rücken heute geht, welche Zonen besonders spürbar sind und ob es Stellen gibt, die sich überlastet anfühlen und sich nach Berührung sehnen. Du kannst ihn auch darauf ansprechen, ob er beide Rückenhälften unterschiedlich empfindet. Wenn ja, was ist unterschiedlich? Stelle nach der Massage die Frage noch einmal, um herauszufinden, ob und wie sich das Körpergefühl verändert hat.

MASSAGEABLAUF FÜR DEN RÜCKEN

Lade den Massagepartner ein, sich in Bauchlage auf die Unterlage zu begeben. Unterstütze bei Bedarf den Bereich unterhalb des Beckens.

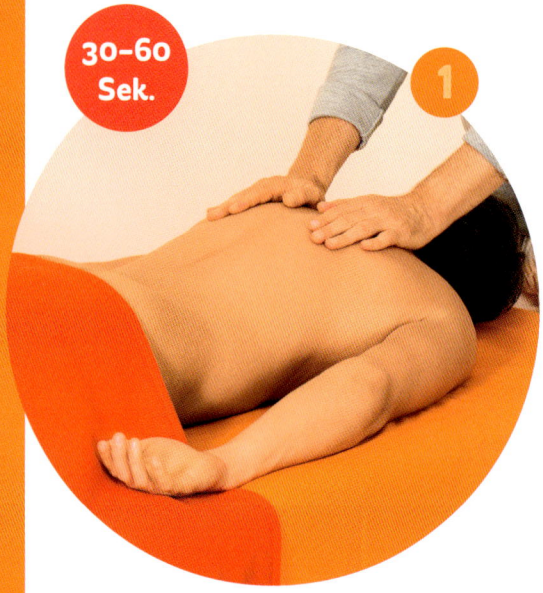

I. Ruhender Haltegriff zur Einstimmung

Die Rückenmassage beginnt mit einem ruhenden Haltegriff auf dem oberen Rücken. Die Handinnenflächen liegen etwa 30–60 Sekunden auf dem Schultergürtel ❶, jede Hand bedeckt dabei ein Schulterblatt. Die Beine und die untere Gesäßregion können bei der Rückenmassage zugedeckt bleiben. Das fühlt sich »geschützter« an und der Empfangende kühlt auch nicht so schnell aus.

Nach dieser ruhigen Begrüßung zur Einstimmung des Rückens wird Massageöl über die Hände ❷ in langsamen Bewegungen auf die vollständige Hautfläche des Rückens aufgetragen.

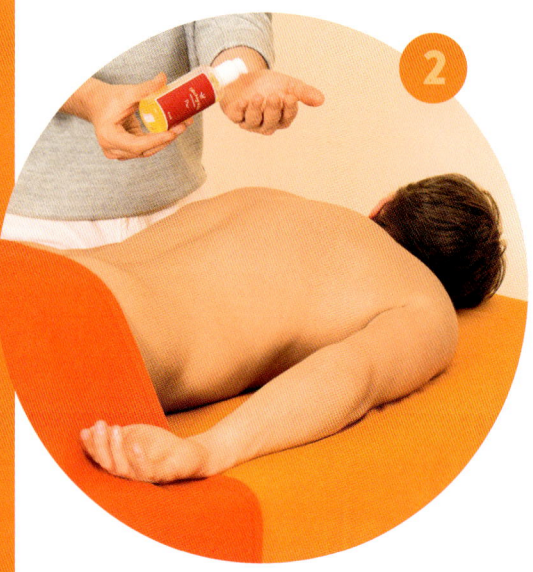

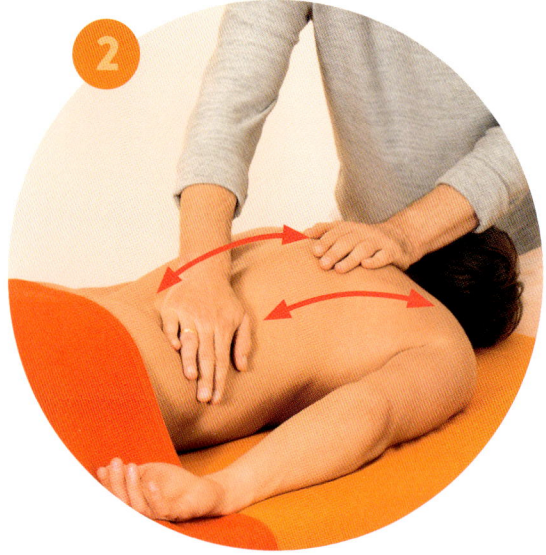

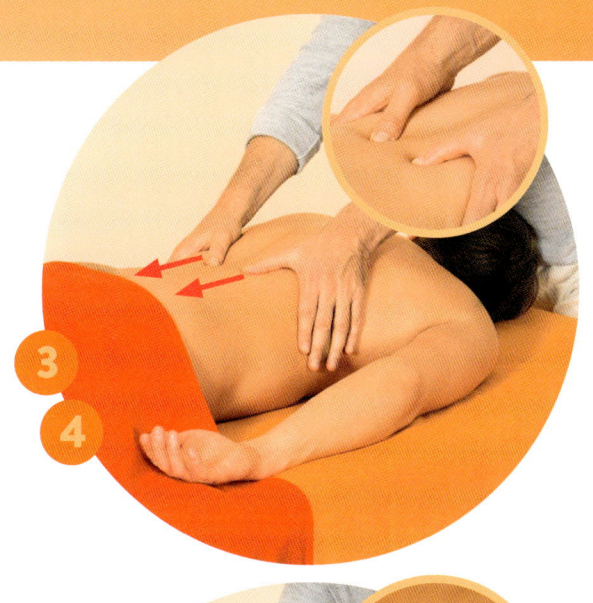

II. Den ganzen Rücken mit dem großen Ausstreichen begrüßen

Das große Ausstreichen eröffnet die Rückenmassage für beide Rückenhälften gleichzeitig. Dabei zeichnen die Daumen, beginnend im Schultergürtelbereich ❸ eine definierte Linie durch die Rückenstreckermuskulatur ❹, die sich als Muskelstränge links und rechts der Wirbelsäule ertasten lassen.

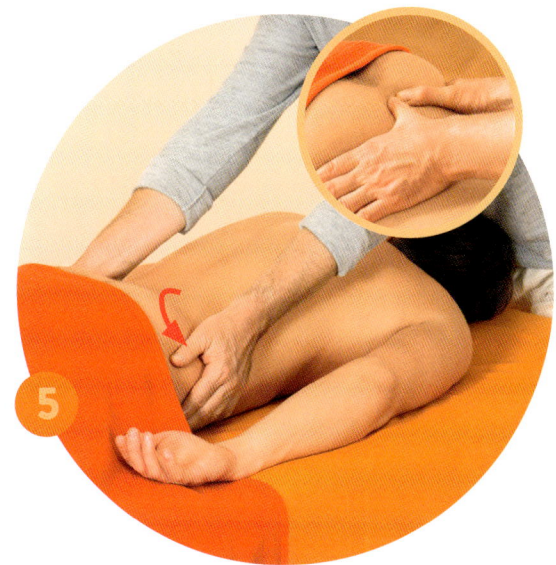

Im Bereich des Beckens wird die Daumenlinie seitlich noch durch die Gesäßmuskulatur ❺ fortgeführt. Die Daumenlinie kann je nach Größe des Rückens mal dichter an den Dornfortsätzen oder auch oben auf der Höhe des Muskelstrangs laufen. Dornfortsätze gehören zu den einzelnen Wirbeln. Sie sind leicht mit den Fingerkuppen direkt unter der Haut in der Mitte des Rückens tastbar.

Auf dem Rückweg ❻ zum Schultergürtel laufen die Daumen ohne Aufdruck locker mit.

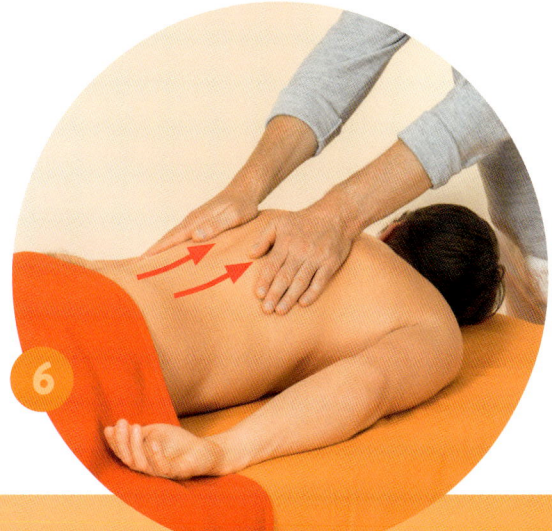

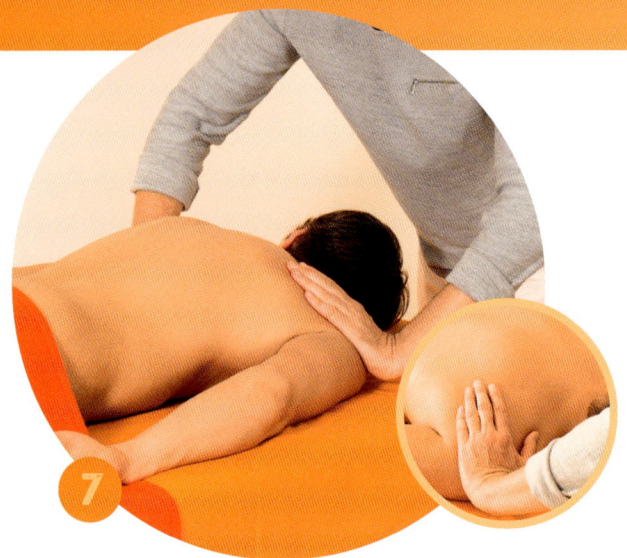

Die Hände »drehen« über den Schulterkugeln ❼, um wieder in der Ausgangsposition zu landen. Die Wirbelsäule selbst wird mit Ausnahme des kurzen Abschnitts auf dem Kreuzbein nicht berührt.

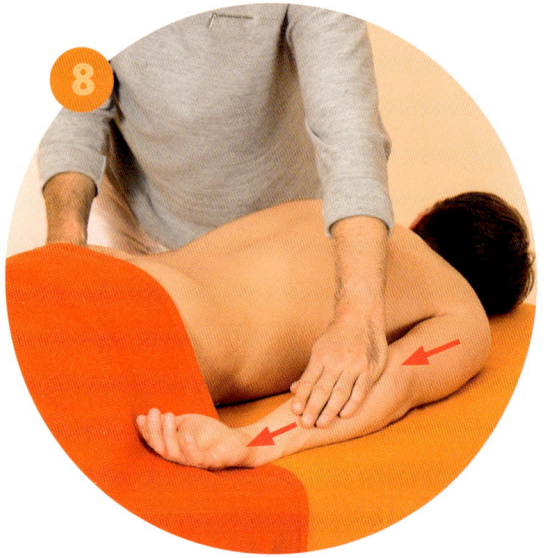

Das Kreuzbein ist ein stabiler, flacher und etwa dreieckiger Knochen, der am Ende der Lendenwirbelsäule ihre Basis bildet. Die übrigen Finger und Handinnenflächen sind großflächig in Kontakt mit der Haut. Nach sechs Wiederholungen wird dieser Begrüßungsgriff durch einen parallelen, vollständigen Ausstrich über beide Arme ❽, Hände ❾/❿ und Finger aufgelöst.

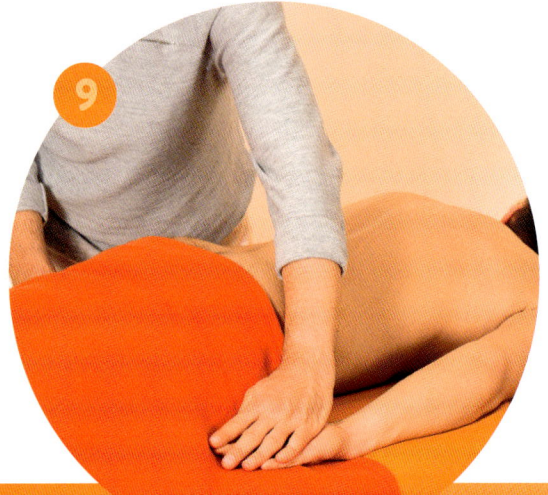

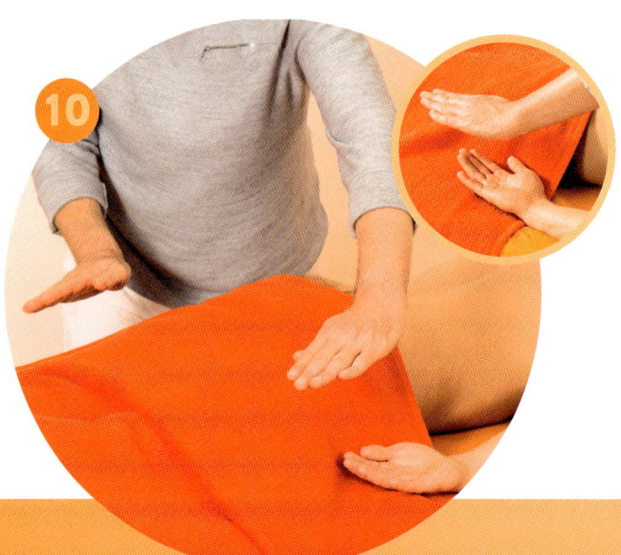

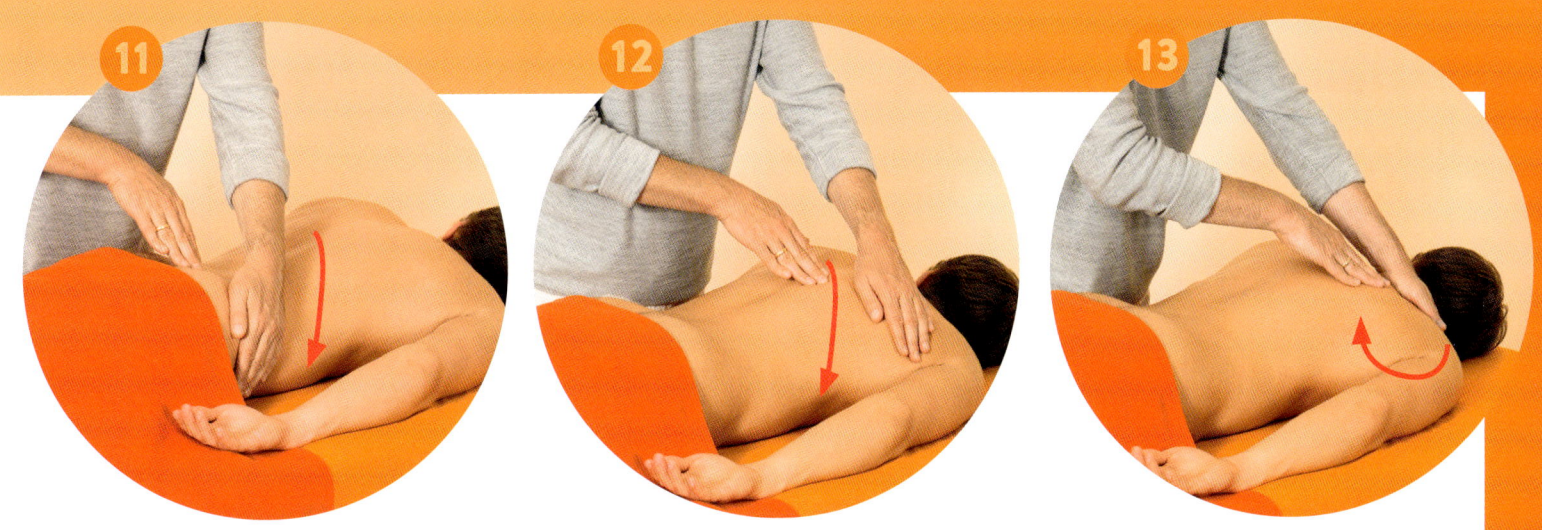

III. Massage für eine Rückenhälfte

Nun folgt eine Sequenz von Massagegriffen, die erst für eine Rückenhälfte und danach in der gleichen Abfolge auch für die andere Rückenhälfte angewendet wird.

DER ENDLOSGRIFF: Beim Endlosgriff, den man seitlich am Rücken – sitzend oder stehend – am Becken **11** beginnt, setzen die Fingerspitzen hinter den Dornfortsätzen **12** auf dem Rückenstrecker an. Sukzessive streicht die Hand in fließenden Bewegungen von der Rückenmitte jeweils nach außen, wobei die Daumen an die übrigen Finger angelehnt bleiben, also nicht abgespreizt sind. Die Hände wechseln sich gleichmäßig ab. Auch das Schultergelenk **13** wird noch einbezogen und überstrichen. Bei Frauen wird im Bereich der Brust nicht ganz bis zur Liegefläche berührt. Den Endlosgriff führt man mehrmals den Rücken hinauf und hinunter aus.

GROSSE KREISE IN EINER SPIRALE: Bei den Großen Kreisen, die auch am Becken **14** starten, ist eine Handfläche vollständig in Kontakt und kreiselt **15** in einer ununterbrochenen Linie allmählich über die Fläche der einen Rückenhälfte. Die zweite Hand lieg dabei locker auf der berührenden auf; das macht den Griff stabiler. Die Kreisrichtung vom Becken zum Schultergürtel wird so gewählt, dass die Spirale oben angekommen von der Wirbelsäule zum Schultergelenk **16** in den Oberarmansatz hin ableitet. Die großen Kreise kann man den Rücken auf- und abwärts ausführen.

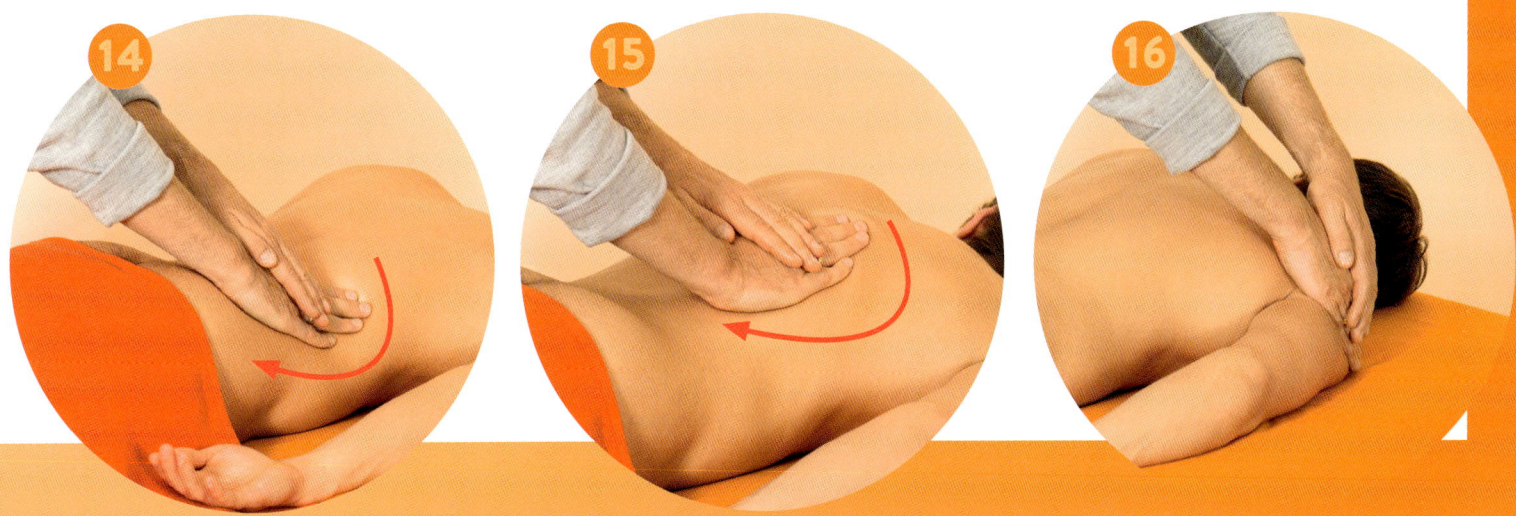

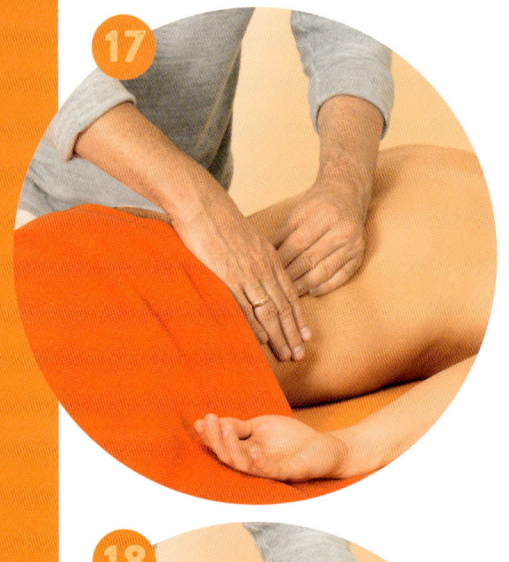

KNETEN DER RÜCKENMUSKULATUR: Beim Kneten arbeiten die Hände zueinander. Zwischen Fingern und Daumen wird das Gewebe knetend hin und her geschoben. Beide Hände bleiben dabei in Kontakt mit dem Körper. Das Kneten bewegt sich von der Gesäßmuskulatur ⑰ allmählich die eine Rückenhälfte ⑱ ⑲ aufwärts und findet seinen Höhepunkt in der Behandlung der Schultermuskeln, wo sich bei vielen Menschen Spannungszonen gebildet haben. Besonders die Daumen ⑳ können beim Kneten auf verspannte Bereiche einwirken. Je langsamer die Berührung dort gesetzt wird, umso wirksamer entfaltet sich ihre Wirkung. Das Kneten dieser Rückenhälfte mehrmals hinauf und hinunter ausführen.

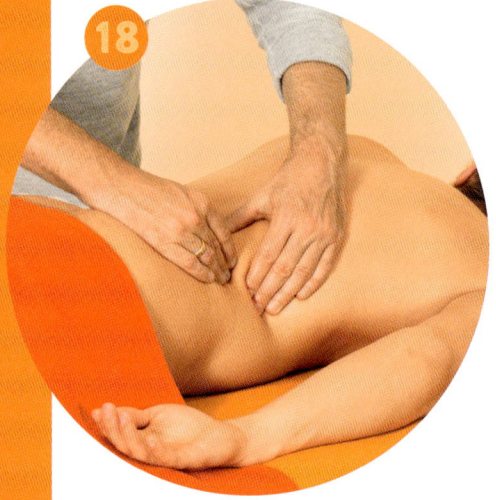

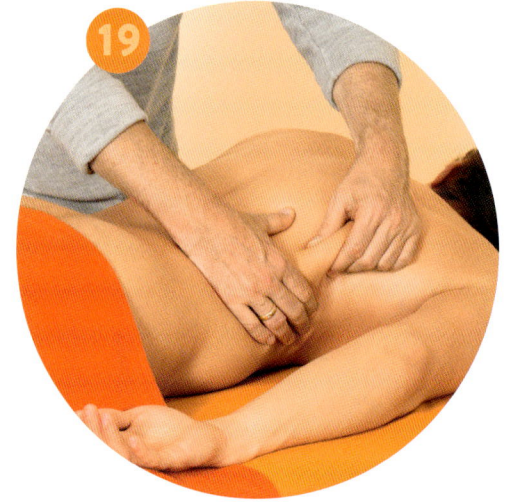

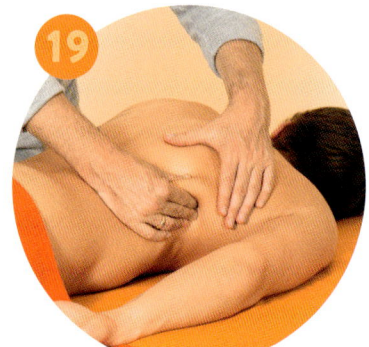

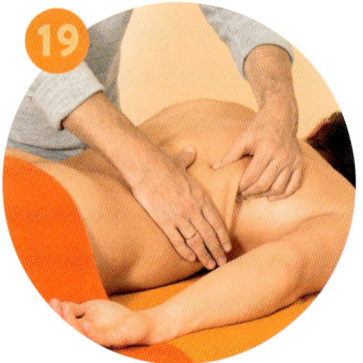

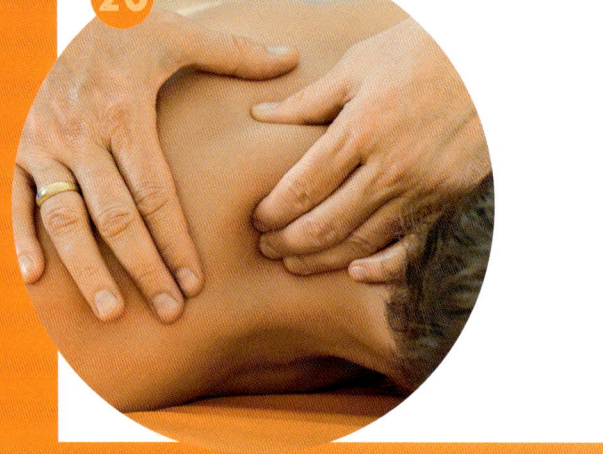

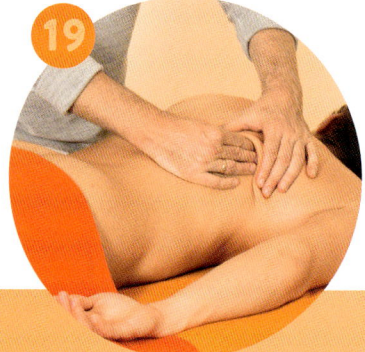

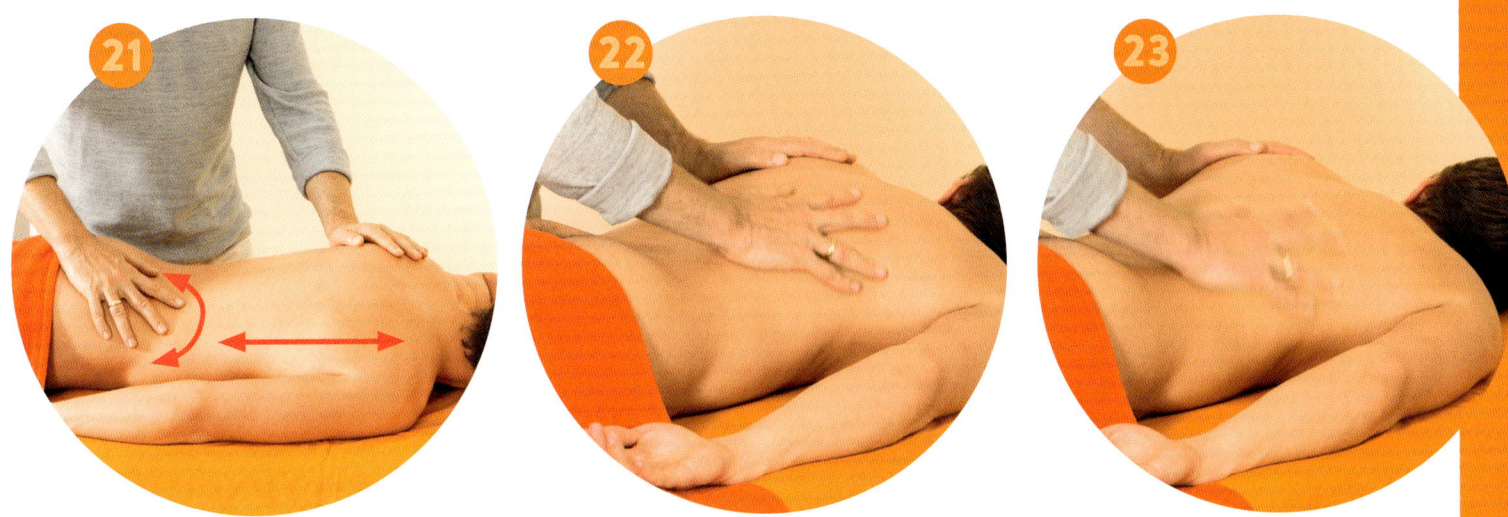

AUSSCHÜTTELN UND AUSLOCKERN DER EINEN RÜCKENHÄLFTE: Die Intensität des Knetens lösen wir mit dem Ausschütteln auf, das gerne auch wieder im Beckenbereich ㉑ beginnen kann. Diese Bewegung ähnelt einem Winken, d. h. die Hand des Massierenden bewegt sich locker, schneller und frei im Handgelenk. Beim Ausschütteln dürfen Haut, Bindegewebe und obere Muskelschichten locker ausschwingen. Das Ausschütteln führt über die ganze Rückenhälfte ㉒, hinauf und hinunter. Wenn der Massagepartner bewusst etwas tiefer dabei ausatmet, wird er das Loslassen in seiner Muskulatur noch leichter gestatten können. Die zweite Hand ㉓ kann beim Ausschütteln auf der anderen Rückenhälfte einen ruhenden Kontakt einnehmen.

AUSGLEICH UND ABRUNDUNG – DAS AUSSTREICHEN VON ARM, HAND UND FINGERN: Ein Ausstreichen über den Arm ㉔ ㉕, Hand und Finger ㉖ rundet das Ausschütteln ab. Damit ist die erste Rückenhälfte gut behandelt worden. Auf Nachfrage wird der Massagepartner vermutlich schildern, dass sich seine beiden Rückenhälften ganz unterschiedlich anfühlen. Daran lässt sich auch sofort die Wirkung der Massage beobachten.

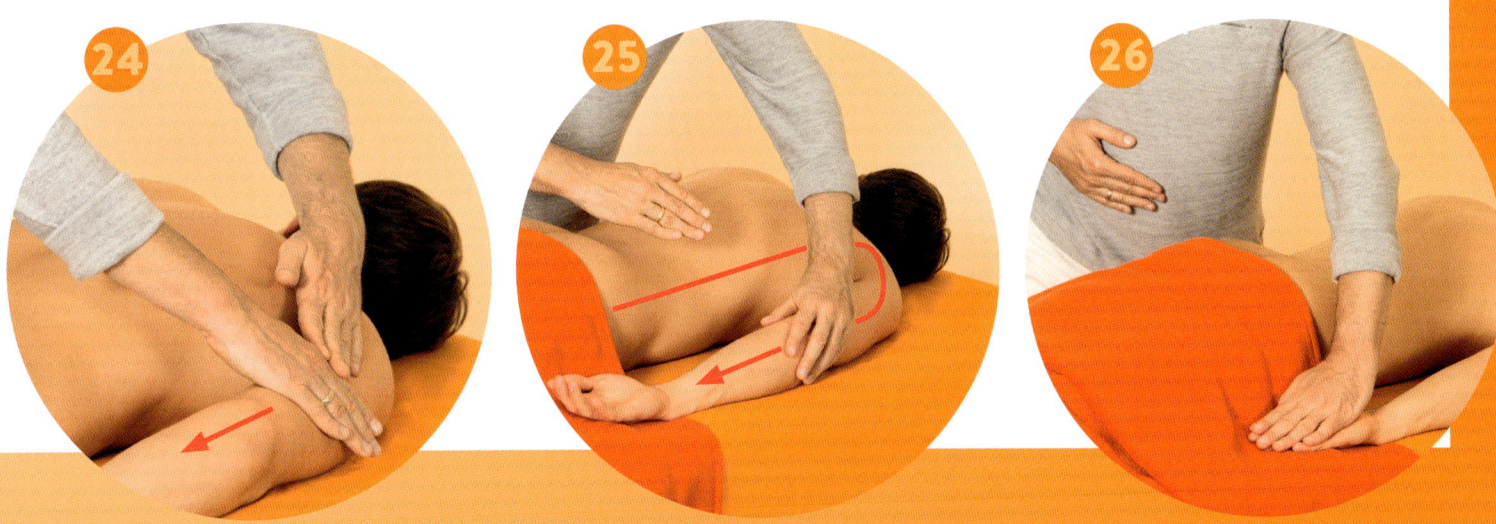

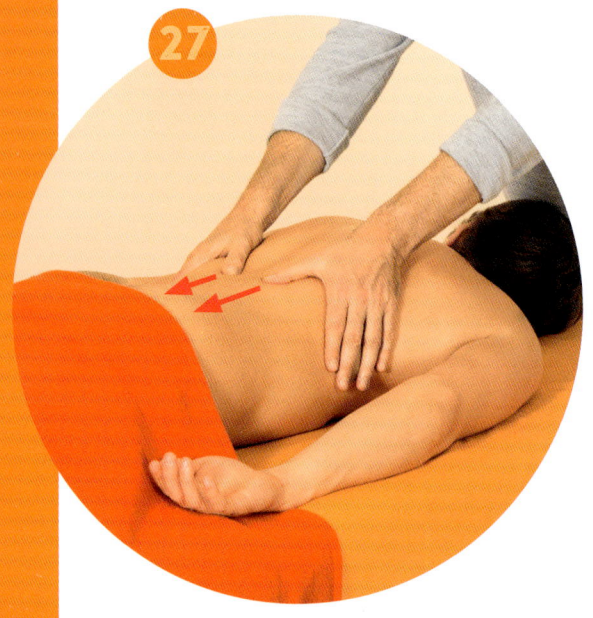

IV. Massage für die zweite Rückenhälfte

Die Abfolge der Massagesequenz für die zweite Rückenhälfte geht ebenfalls über die genannten Punkte ⑪ bis ㉖ – vom Endlosgriff bis zum Ausstreichen.

DEN GANZEN RÜCKEN MIT DEM GROSSEN AUS-STREICHEN VERABSCHIEDEN: Wenn die zweite Rückenhälfte auch behandelt wurde, setzen wir nochmals das große Ausstreichen ein (❸ bis ⑩), um den Rücken als Ganzes zu verabschieden ㉗.

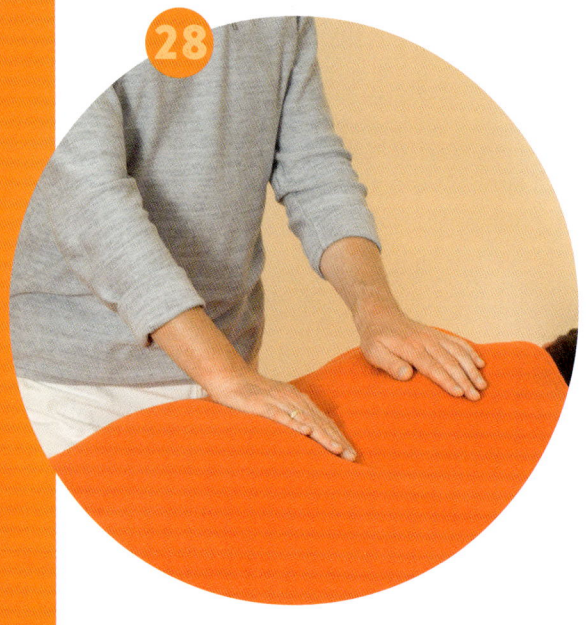

V. Abschluss

Wenn das Laken den Rücken dann wieder bedeckt, kann man einen ruhenden Haltegriff folgen lassen. Dabei können die Hände wieder wie zu Beginn auf Höhe der Schulterblätter ruhen oder alternativ mit nur federleichtem Aufdruck mittig die Wirbelsäule bedecken ㉘. Gestatte dem Empfangenden eine Nachruhe.

Häufige Fragen

Nach dem Einölen glänzt die Rückenhaut und die Hände finden keinen sicheren Halt beim Streichen. Was ist zu tun?

→ Möglicherweise hast du zu viel Massageöl aufgetragen. Bis die Haut das Öl aufnimmt, dauert es einige Minuten. Bis dahin mit der Massage zu warten, ist nicht sinnvoll. Besser: Nimm ein Kosmetik- oder Papiertaschentuch, streiche damit leicht über den Rücken, sodass überschüssiges Öl abgetragen wird.

Der Massagepartner hat in der Bauchlage ein Problem, den Kopf seitlich aufzulegen. Woran liegt das und gibt es dafür eine Lösung?

→ Die Halswirbelsäule und die Muskeln, Sehnen und Bänder im Bereich des Nackens sind nicht bei allen Menschen so dehnbar, dass die Seitlage des Nackens beschwerdefrei gelingt. Ja, es gibt verschiedene Lösungen: 1. Falls du einen Massagetisch hast, benutze das einsteckbare Kopfteil mit dem Gesichtsausschnitt. 2. Du bietest deinem Partner ein kleines Kissen an, das er unter die Brust legt. Dadurch wird der Oberkörper leicht angehoben und der Nacken liegt bequemer.

Die Massagepartnerin möchte von mir nicht angesprochen werden, sondern die Massage einfach nur still genießen. Ist das okay?

→ Frage dich, ob es für dich in Ordnung ist, keine Rückmeldung zu bekommen und keine Rückmeldung zu geben. Vielleicht könnt ihr einen Kompromiss schließen: Ein Nachfragen bezüglich des Massagedrucks ein bis zweimal für die Dauer der Massage sollte möglich sein. Wichtig ist, klar zu vereinbaren, dass die Empfangende jederzeit von sich aus Empfindungen mitteilen kann, Fragen über die Massage stellen darf und sich meldet, wenn sie etwas stört.

Ich habe alle Griffe angewendet und bin schon nach zehn Minuten fertig gewesen. Das war dem Massagepartner nicht lang genug. Kann ich den Ablauf dann einfach wiederholen?

Der Massagepartner beschreibt, dass er nach der Rückenmassage ganz schwere und »dicke« Füße habe. Wie geht man damit um?

→ Ja, das ist eine gute Idee. Wiederhole entweder den Ablauf oder führe die Griffe mit mehr Wiederholungen aus. Wenn du dich schon sicherer fühlst mit den Griffabfolgen, kannst du auch selber Griffe erfinden und intuitiv anwenden.

→ Das kann passieren und ist völlig unbedenklich. Ein Stau in den Füßen kann behoben werden, indem du am Ende der Rückenmassage deinen Partner umdrehen lässt und die Beine und Füße ausstreichst, so wie es in dem betreffenden Abschnitt ab Seite 85 beschrieben wird.

Körperbewusstsein
EINE PARTNERÜBUNG, UM (D)EINEN RÜCKEN ZU ERFORSCHEN

Diese Übung passt gut, wenn du sie mit deiner Lebenspartnerin machst.

Was mag der Rücken am liebsten? Eine gesunde Mischung aus Entspannung, Bewegung, Berührung und Kontakt. Die folgende Partnerübung, für die wir dir eine spielerische Herangehensweise empfehlen, dauert ungefähr eine halbe Stunde. Je mehr du dabei mitgehst, desto eher entsteht ein freier Fluss der Energien in und zwischen den Körpern.

Stellt euch bekleidet mit den Rücken zueinander. Haltet zu Beginn etwa einen Meter Abstand voneinander. Wenn ihr die Übung mit geschlossenen Augen durchführt, könnt ihr sie noch intensiver erleben. Vereinbart, dass ihr für die Dauer dieser Übung schweigt und euch erst im Anschluss austauscht. Das Schweigen ermöglicht euch, tiefer in die Erfahrung einzusteigen.

Spürt euch jeweils in die stehende Position ein und macht euch bewusst, dass der Rücken des Partners dem eigenen Rücken zugewandt ist. Vielleicht könnt ihr sogar die Präsenz des anderen durch ein Prickeln im Rücken wahrnehmen. Nach einer Weile bewegt euch zentimeterweise langsam aufeinander zu, bis sich die Rücken berühren, wobei manche Stellen wahrscheinlich mehr Kontakt haben als andere. Lasst diesen Kontakt wirken. Dann könnt ihr auf Entdeckungsreise gehen: Lasst Bewegungen in und mit eurem Rücken entstehen, ohne sie vorher zu planen.

Der Körper kann sich auf kreative und heilsame Weise bewegen, wenn man ihm den Freiraum dafür gibt. Eure Rücken werden sich gegenseitig dazu inspirieren, sich wie Kätzchen aneinanderzuschmiegen oder wie ein Bär zu reiben, der sich sein Fell am Baum kratzt. Manchmal übernimmt der eine Rücken die Initiative und setzt Impulse, dann wieder ist er eher passiv und der andere Rücken wird aktiv. Entsteht eine Ruhepause, in der beide Rücken scheinbar bewegungslos verharren, dann lasst auch diesen Moment zu.

Eure Rücken benötigen Zeit, um sich kennenzulernen, gestattet sie euch. Die Bewegungen können dabei auch durch Musik unterstützt werden: Ihr könnt eine euch angenehme musikalische Untermalung dafür einsetzen. Lasst die Musik »herein«, und spürt gleichzeitig eure Rücken, wie sie sich dazu bewegen, ohne dabei »tanzen zu müssen«.

Die Übung endet dadurch, dass einer von euch dem Impuls folgt, sich allmählich aus dem Kontakt zu lösen und langsam wieder in Abstand zu gehen. Auch diese Phase kann spannend sein: Was verändert sich in dem Moment, wenn die Berührung aufhört? Wie fühlt sich das an, wieder alleine zu stehen, ohne Impulse durch das Gegenüber aufzunehmen? Um das Erlebnis stimmig abzurunden, könnte man sich für einige Minuten flach auf den Rücken legen und nachruhen. Im Anschluss erzählt euch von euren Erlebnissen und was ihr durch die aufmerksame Beobachtung eurer Rücken voneinander gespürt habt.

3 Beine und Füße

In der Umgangssprache gibt es zahlreiche Redewendungen, die sich auf die Beine und Füße beziehen. Sie verdeutlichen, wie Menschen zu ihren Beinen stehen bzw. weisen auf Erlebnisbereiche hin, die wir mit den Beinen verbinden können. Beispiele: Pudding-Knie; mit beiden Beinen im Leben stehen; Lügen haben kurze Beine; was man nicht im Kopf hat, hat man in den Beinen; auf eigenen Beinen stehen; für sich oder etwas einstehen; auf großem Fuß leben; mit dem falschen Fuß zuerst aufstehen; auf eine Herausforderung zugehen; in jemandes Fußstapfen treten …

Unsere Beine bringen uns dorthin, wo wir hinwollen. Wie stolz sind kleine Kinder, wenn sie endlich selbstständig ihre ersten Schritte machen! Beine bedeuten Bewegung. Im Sport erfahren wir durch die Kraft unserer Beine häufig Freude und Anerkennung. Ohne die Beine gäbe es kein Spazierengehen und Tanzen! Tanzen ist für viele Menschen Selbstausdruck, kreative Bewegung, sich mit einem anderen Menschen bewegen, auspowern und Spaß haben. Auch zur Verteidigung und zum Angriff können wir unsere Beine effektiv einsetzen.

Wie die Beine aussehen, ist für das Selbstwertgefühl und den Wunsch, attraktiv zu sein, für manche Menschen wichtig. Es ist noch gar nicht so lange her, dass Frauen in unserer Gesellschaft ihre Beine unter langen Kleidern verbergen mussten. Bein zu zeigen, galt als unzüchtig. Diese Phase haben wir überwunden. Was eher ein Problem sein kann, sind Idealbilder »ewiger und faltenfreier Jugend«, die uns Werbung und Starrummel vorgaukeln. Wer kann diesen Vorbildern schon entsprechen? Wenn

> Mit beiden Beinen im Leben stehen

wir da nicht aufpassen und aufmerksam bleiben, können sich negative Bewertungen in unseren Köpfen einnisten. Die Folge: unser Selbstwertgefühl leidet darunter.

Beine bedeuten Kraft, Ausdauer und Schnelligkeit, sind aber manchmal auch müde, schwer und kalt. Schönheit und Anmutung entstehen, wenn wir uns lieben und wertschätzen. Wir haben tatsächlich die Macht, geistig auf unseren Körper Einfluss zu nehmen – positiv wie negativ. Haben wir eine negative Haltung gegenüber unseren Beinen, so werden wir sie eher vernachlässigen. Wir sehen sie nicht mehr an, sondern verstecken sie vor unseren eigenen und fremden Blicken. Vielleicht verlieren wir dann auch die Lust, unsere Beine ausreichend zu bewegen. Die Beine werden nicht gebürstet, nicht eingerieben und nicht massiert. All das wird sich auf die Dauer auf den Muskeltonus, die Straffheit des Bindegewebes und die Geschmeidigkeit der Haut auswirken. So

> Wir können auf unseren Körper Einfluss nehmen

auswirken. So können ablehnende Einstellungen Konsequenzen nach sich ziehen, die dann unser negatives Selbstbild bestätigen.

Unsere Beine verdienen Wertschätzung und Aufmerksamkeit! Teilweise unbeachtet bleiben bei vielen Menschen leider die Füße. Anatomisch gesehen ist der Aufbau des Fußes ein wahres Wunderwerk in seiner Synthese aus Flexibilität – sich dem Untergrund anpassen – und Stabilität – ein Leben lang das ganze Körpergewicht abfedern und an den Boden übertragen. Um seine Funktion optimal erfüllen zu können, benötigt der Fuß eine strapazierfähige Haut, die sich an den besonders belasteten Stellen zur Hornhaut entwickeln kann. Eine Beinmassage wird von den meisten Menschen als äußerst wohltuend und tief entspannend empfunden. Wir hören oft von unseren Klienten, dass sie sich bei keiner Massage so sehr entspannt hätten, wie bei der Beinmassage. Außerhalb der Sportphysiotherapie ist die Massage der Beine jedoch relativ unbekannt.

Massage für Beine und Füße kann tiefenentspannend wirken. An den Füßen gibt es eine Vielzahl von Akupressurpunkten, die über Meridiane (Energieleitbahnen) auch andere Körperzonen beeinflussen. Das Gleiche gilt für sogenannte Reflexzonen, die aus ganzheitlicher Sicht ein Abbild des Großen (= Körper) projiziert auf das Kleine (= Füße) sind. Wenn du eine Fußmassage erhältst, kannst du feststellen, dass sich die Entspannung nicht nur in den Füßen, sondern auch im Bauch, im Brustkorb, im Rücken, in den Armen bis in den Kopf hin ausbreitet.

 ## Anregungen für das Vorgespräch mit dem Massagepartner

- Wie würdest du die Beziehung zu deinen Beinen beschreiben?
- Was bedeutet es für dich, einen Standpunkt einzunehmen und ihn zu vertreten oder ihn gegebenenfalls zu verändern?
- Beine sind Körperteile, die für Aktivität und Bewegung stehen. Wie ist es für deine Beine, für die Massage einfach nur dazuliegen und ohne Gegenleistung etwas zu empfangen?
- Bist du dir bewusst, dass deine Füße im Gehen, Stehen und Sitzen die Erde berühren und dich auf diese Weise erden?
- Haben deine Füße vollen Kontakt oder hältst du manche Fußareale angespannt zurück?
- Liegen deine Zehen entspannt auf oder krallen sich manche in den Boden hinein?
- Stehst du sicher auf den Füßen?
- Welche Anerkennung möchtest du deinen Füßen gerne zukommen lassen?
- Bekommen deine Füße genügend Aufmerksamkeit, Pflege und Berührung?

Unsere Beine dienen unserem Vorankommen im Leben

2 Tipps

Bei Krampfadern darf keine feste, knetende Beinmassage angewendet werden. Es ist jedoch möglich, die Beine sanft auszustreichen, dabei ein wohltuendes Öl aufzutragen und Haltegriffe anzuwenden, denn auch Beine mit Krampfadern brauchen liebevolle Pflege. Mit Ausnahme des Knetens am Oberschenkel kannst du alle Griffe, die wir dir vorschlagen, sanft einsetzen. Ansonsten gelten auch für diesen Bereich die allgemeinen Gegenanzeigen (siehe Seite 56 ff.).

Nach dem Vorgespräch, in dem du etwas über die Beziehung deines Massagepartners zu seinen Bei-nen erfahren hast, gehst du zur Massage über. Bei der Beinmassage wird ein Bein nach dem anderen behandelt. Beginne mit dem Bein, das der Partner sich als erstes wünscht. Wenn du das erste Bein massiert hast, frage nach, ob er einen Unterschied zwischen dem massierten und dem nicht massierten Bein feststellt. Lass dir den Unterschied beschreiben.

Gut für Zirkulation und Durchblutung

MASSAGEABLAUF FÜR BEINE UND FÜSSE

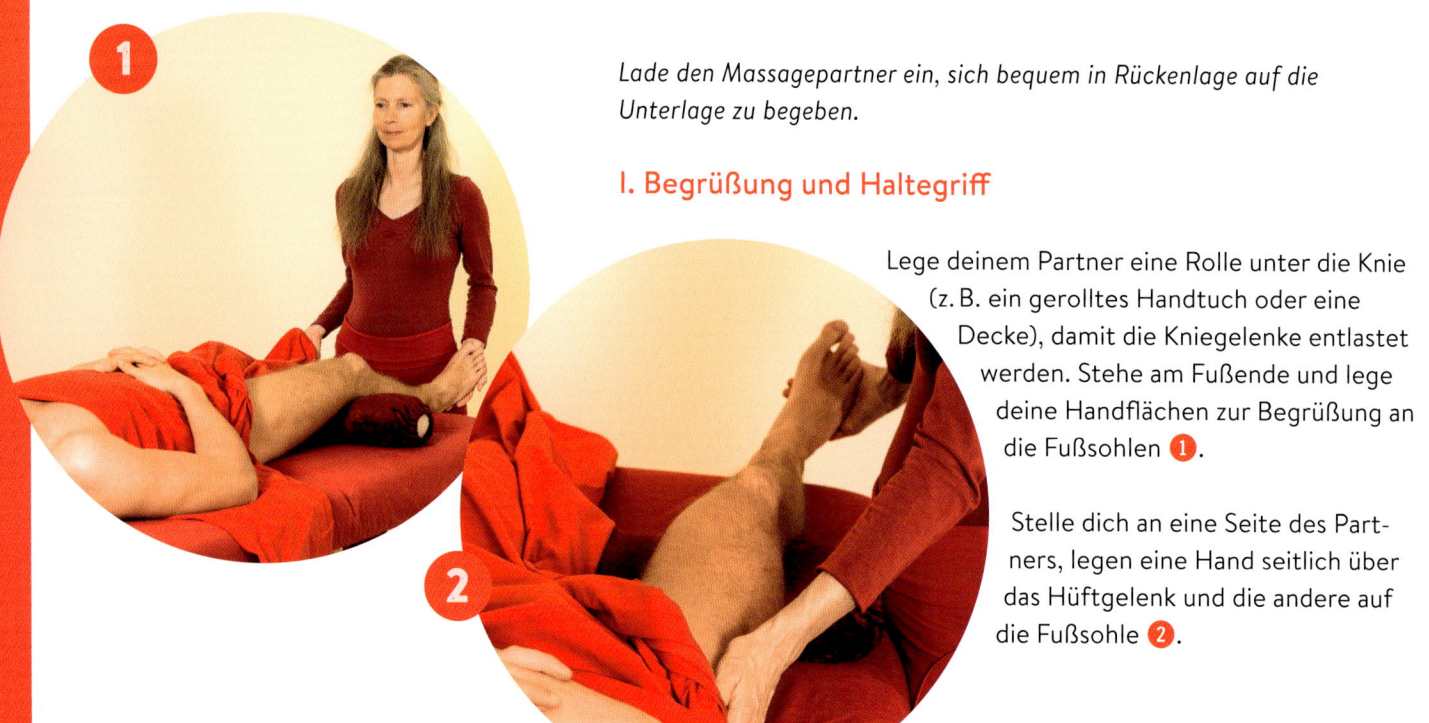

Lade den Massagepartner ein, sich bequem in Rückenlage auf die Unterlage zu begeben.

I. Begrüßung und Haltegriff

Lege deinem Partner eine Rolle unter die Knie (z. B. ein gerolltes Handtuch oder eine Decke), damit die Kniegelenke entlastet werden. Stehe am Fußende und lege deine Handflächen zur Begrüßung an die Fußsohlen ❶.

Stelle dich an eine Seite des Partners, legen eine Hand seitlich über das Hüftgelenk und die andere auf die Fußsohle ❷.

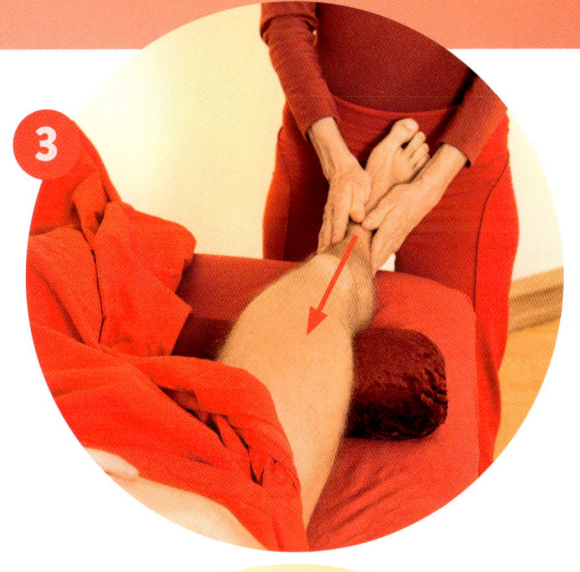

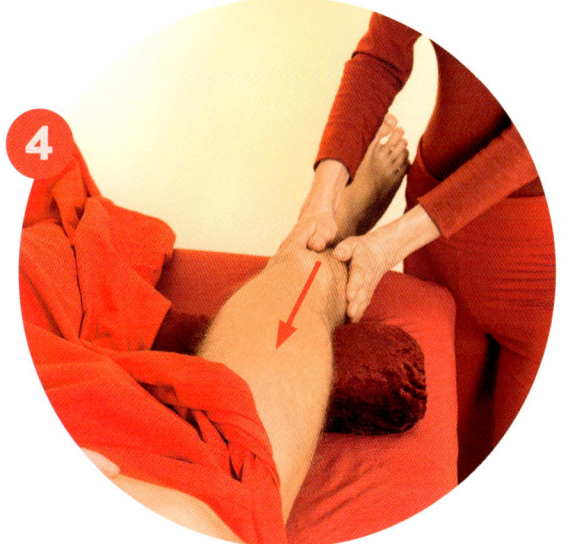

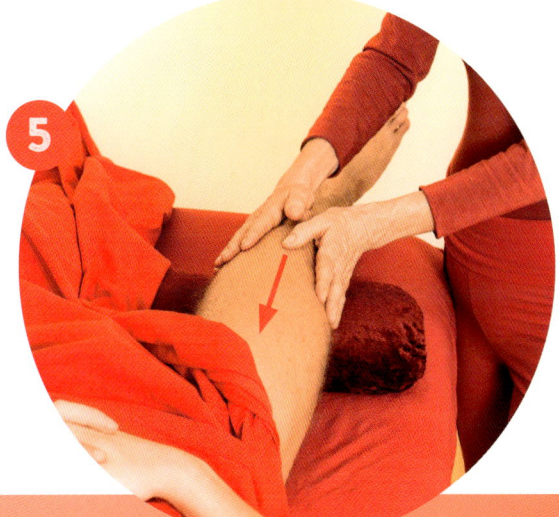

II. Großes Ausstreichen des Beines

Verteile auf dem aufgedeckten Bein das Massageöl. Das andere Bein lässt du noch warm zugedeckt. Je behaarter ein Bein ist, umso mehr Öl brauchst du dafür. Stelle dich neben den Fuß und lege beide Hände seitlich in Höhe des Fußknöchels flach auf ❸.

Streiche nun mit beiden Händen das Bein Richtung (❹/Knie // ❺/Oberschenkel) Becken hin aus. Achte darauf, die Hände weich an das Bein anzuschmiegen. Halte bei allen Griffen an der Innenseite des Oberschenkels eine Handbreit Abstand zum Genitalbereich ein. Dann streiche das Bein vom Oberschenkel bis über die Zehen nach unten aus ❻. Wiederhole diesen Griff mehrmals.

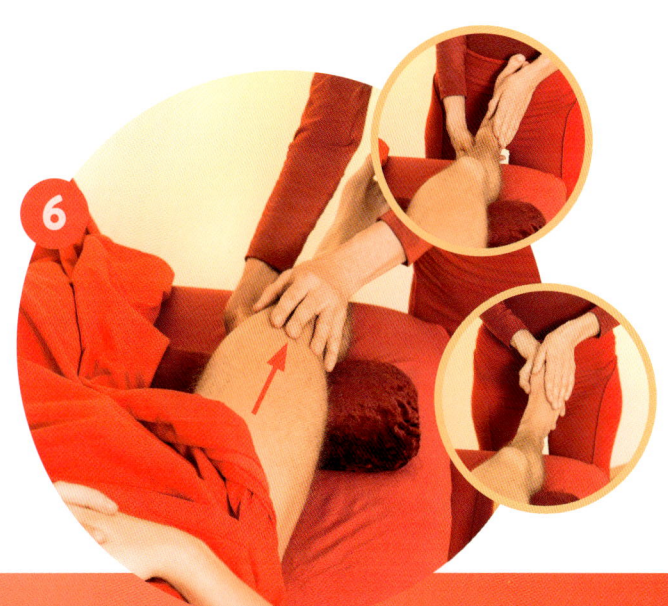

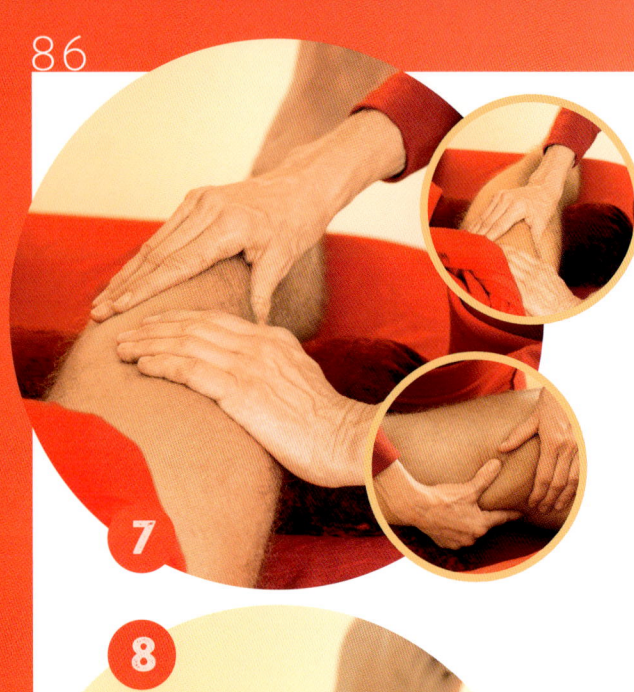

III. Kneten des Oberschenkels

Stelle dich parallel zum Oberschenkel **7**, und knete diesen größten Muskel des Körpers gründlich durch. Beim Kneten arbeiten die Hände zueinander. Zwischen Fingern und Daumen wird das Gewebe knetend hin und her geschoben. Beide Hände bleiben dabei in Kontakt mit dem Körper. Das Kneten kannst du oben, außen und auf der Innenseite des Oberschenkels anwenden. Das ist sehr belebend, steigert die Durchblutung und den Lymphfluss in diesem Teil des Körpers.

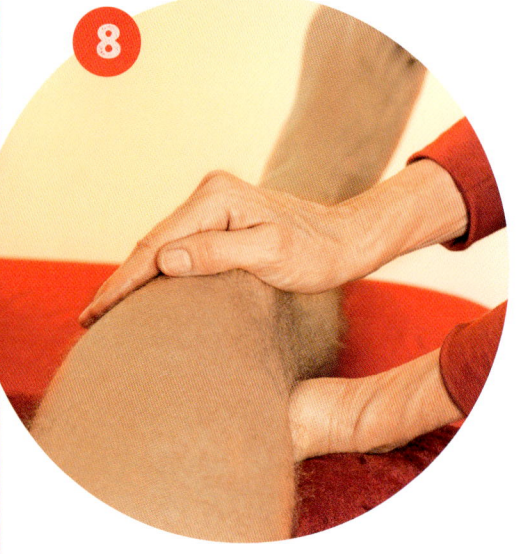

IV. Kniegelenk umfassen

Umfasse mit beiden Händen das Knie **8**, und halte es etwa eine Minute lang geborgen zwischen deinen Händen, ohne Druck auszuüben. Danach streiche aus dieser Position das Bein (**9**/Schienbein // **10**/Fuß) nach unten über den Fuß aus. Wir empfehlen drei Wiederholungen.

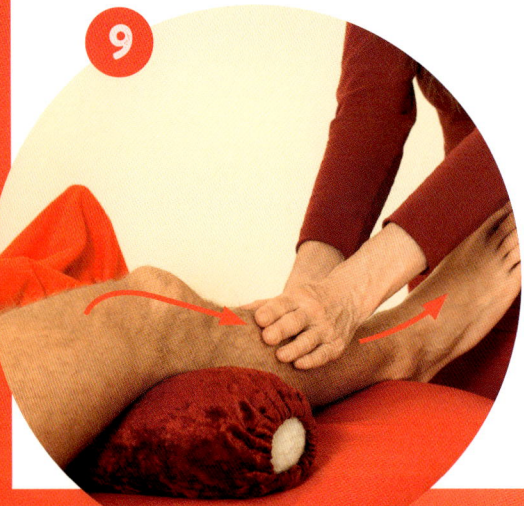

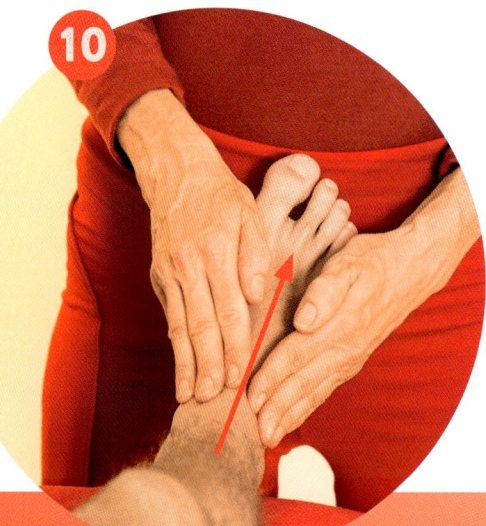

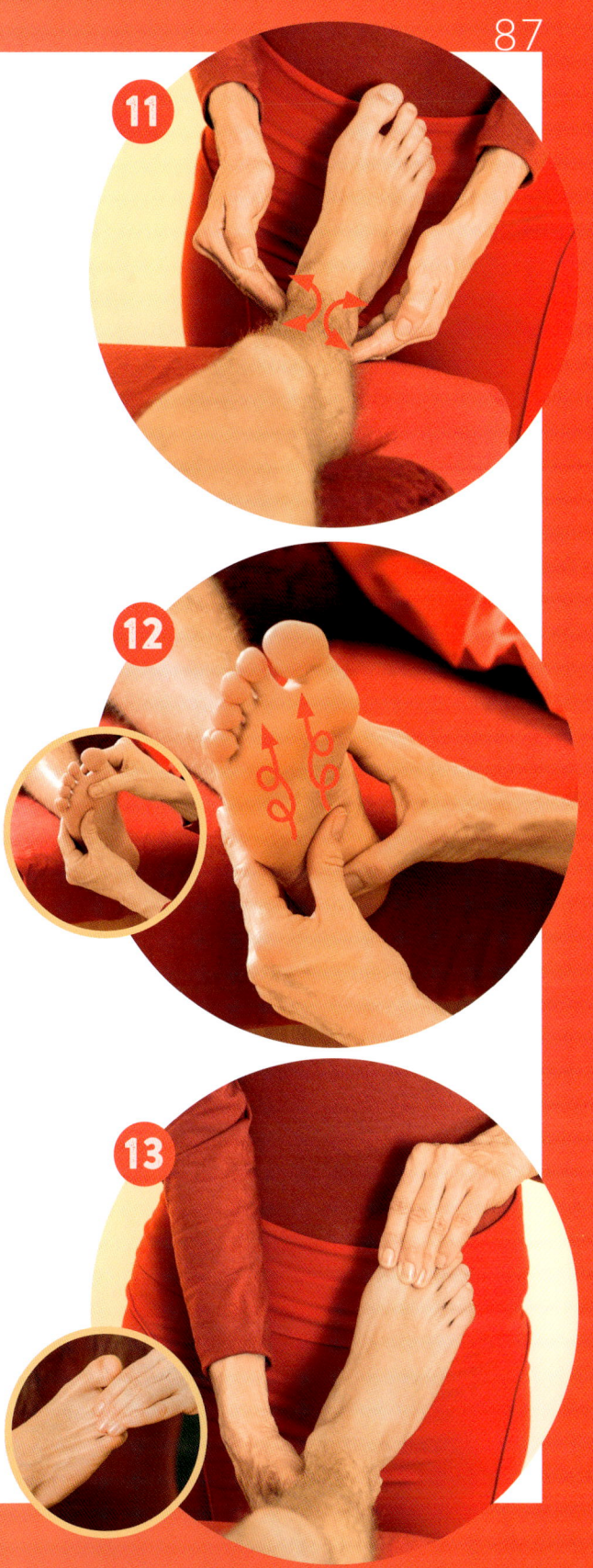

V. Fußgelenke entstauen

Setze die Fingerspitzen der drei mittleren Finger jeder Hand auf beide Seiten des Fußgelenks auf. Umkreise nun die runden Knöchel **11**: Führe sechs langsame Kreise in eine Richtung, danach sechs Kreise in die Gegenrichtung aus.

VI. Fuß verwöhnen

Knete mit beiden Daumen die Fußsohle **12** durch. Die Daumen kreisen dabei abwechselnd und wandern über die gesamte Fläche. Finde durch Nachfragen heraus, welcher Druck am angenehmsten empfunden wird.

VII. Zehen »melken«

Greife mit Daumen und Mittelfinger einen Zeh **13** nach dem anderen – vom Großen zum Kleinen – und melke / ziehe den Zeh vom Zehengrundgelenk zur Spitze hin. Die zweite Hand hält / stabilisiert dabei den Fuß.

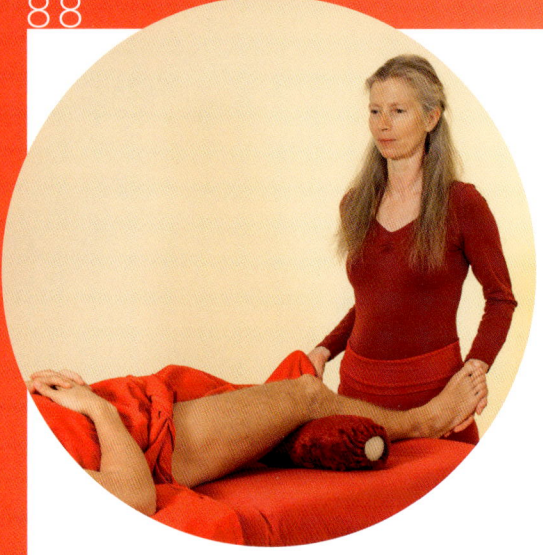

VIII. Abschluss

Abschließend kannst du das große Ausstreichen (**3** bis **6**) und den Haltegriff (**1** und **2**) wiederholen. Decke nun dieses Bein zu und wiederhole die Griffsequenz für das andere Bein.

Häufige Fragen

Der Massagepartnerin ist meine Massage zu fest, obwohl ich bereits nur mit halber Kraft gedrückt habe. Was mache ich falsch?

→ Obwohl gut gemeint, ist die Kraft und das Gewicht, das deine Hände an die Haut und das Gewebe übertragen, anscheinend noch zu hoch dosiert. Jeder massiert intuitiv zunächst mit dem Druck, wie er glaubt, dass es ihm selbst gut tun würde. Menschen sind jedoch sehr unterschiedlich in ihrer individuellen Wahrnehmung und ob sie eine Berührung als leicht, mittel, fest oder zu fest empfinden. Hinzu kommt noch, dass der subjektiv empfundene Berührungsdruck von Körperteil zu Körperteil unterschiedlich sein kann und darüberhinaus auch tages- bzw. stimmungsabhängig wahrgenommen wird. Du kannst es als gute Übung sehen, deine Kraft noch vorsichtiger einzusetzen. Lass dich überraschen, dass manchmal ganz leichte bzw. zarte Berührungen eine hohe Intensität entfalten können.

Während der Beinmassage hat der Empfangende einen Krampf in der Wadenmuskulatur bekommen. Wie geht man damit um?

→ Es ist selten, aber es kann vorkommen, dass die Massage an den Beinen einen Muskelkrampf zur Folge haben kann. Am schnellsten lässt sich der Krampf lösen, wenn man die Massage unterbricht und der Empfangende sich beidbeinig hüftbreit aufstellt. Du kannst nach dem Hinlegen die Massage fortsetzen, vermutlich wird der Krampf nicht noch einmal kommen. Oder man lässt ihn im Liegen den Fuß des Krampfbeins mit leichter Unterstützung der Handfläche an seiner Fußsohle in Richtung Schienbein ziehen, wodurch die Wadenmuskulatur sanft gedehnt wird. Die Wade kann dabei durch einen Haltegriff zusätzlich unterstützt werden. Falls der Krampf dennoch wiederkommt, ist es sinnvoll, die Beinmassage heute auszusetzen und ein anderes Körpersegment zu massieren, um mehr Ruhe und Entspannung erleben zu können.

Mein Massagepartner sagt, er sei kitzlig an den Fußsohlen. Lässt man diese Stellen dann aus?

→ Bei kitzligen Fußsohlen empfehlen wir, etwas mehr Druck in die Griffe zu geben. Versuche, die Fußsohlen kräftig zu reiben und die Beine mehrmals auszustreichen. Wie ist das Gefühl von Kitzeln jetzt? Ist es weniger geworden? Dann fahre einfach im Ablauf der Massagegriffe fort. Ist es noch stark, so wirst du die Fußsohlen auslassen müssen und vielleicht zu einem späteren Zeitpunkt zu ihnen zurückkehren.

Mein Massagepartner äußert, dass er seine Beine nicht schön findet. Sollte ich dann die Beine besser auslassen, um z. B. Schamgefühle nicht zu verletzen?

→ Die Massage der Beine kann so viel Wohlbefinden auslösen, dass es wirklich schade wäre, das zu verpassen. Wenn man seine Beine nicht schön findet, möchte man sie meist nicht zeigen und schämt sich. Gut ist, dass dein Massagepartner dies ausgesprochen hat. Das zeugt von Vertrauen zu dir und lässt die Tür offen, für einen Versuch, sich doch zu zeigen und berühren zu lassen. Die achtsame Berührung hilft dem Menschen, sich anzunehmen. Er erfährt respektvolle Massage und Wohlwollen. Diese vermitteln ihm in der Sprache der Berührung: »Du bist okay, so wie du bist.« Viele Menschen erfahren durch diese Art der Zuwendung wieder Selbstvertrauen und Akzeptanz für ihren Körper.

Beim Massieren der Beine habe ich festgestellt, dass die Füße des Massagepartners plötzlich anfingen zu schwitzen. Woran könnte das liegen?

→ Schwitzen ist eine wichtige, gesunde Funktion des Körpers. Schwitzen dient der Temperaturregulation und ist auch eine Weise, wie der Körper Schlacken ausscheidet. Dies geschieht häufig über die Hautzonen des Fußes. Der plötzliche Schweißausbruch könnte darauf hindeuten, dass die Massage den Körper zu einer Ausscheidungsreaktion angeregt hat. Deine Massage wirkt also.

Körperbewusstsein
EINE ÜBUNG FÜR DEINE BEINE

Für diese Übung kannst du stehen oder liegen. Wenn du liegst, mach es dir auf einer Decke bequem, lege dich auf den Rücken und nimm dir, wenn du magst ein kleines Kissen unter den Kopf. Wenn du lieber stehen möchtest, stelle dich schulterbreit hin und bleibe locker in den Knien.

Spüre die Beine in der jeweiligen Position, d. h. nimm sie von der Hüfte bis zur Fußsohle wahr. Wie fühlen sich meine Beine an?

Dann wähle das Bein, das sich zuerst bewegen darf. Rechts oder links, was ist dir lieber?

Nun verlagerst du dein Gewicht auf ein Bein, so dass das andere Bein frei ist und du es abheben kannst. Beginne damit, dass du deinen Fuß vom Fußgelenk aus bewegst und deine Zehen mitbewegst. Du kannst den Fuß kreisen, wippen oder schütteln.

Nach etwa drei Minuten lässt du deine Aufmerksamkeit zu deinem Kniegelenk kommen. Nun kannst du deinen Unterschenkel vom Knie aus bewegen, d. h. du kannst kreisen oder den Unterschenkel vor und zurück schaukeln.

Jetzt geht es noch ein Stückchen weiter hoch zu deinem Hüftgelenk. Vom Hüftgelenk aus kannst du dein ganzes Bein in jede beliebige Richtung bewegen. Du kannst es schaukeln, du kannst es in der Hüfte kreisen lassen, nach innen und nach außen. Du kannst so tun, als würdest du einen Ball weit weg kicken. Lass die Bewegung geschehen. Nach etwa zwei Minuten lässt du die Bewegung zur Ruhe kommen und stellst dich entspannt hin, jetzt wieder mit beiden Füßen am Boden. Für den Fall, dass du die Übung liegend ausgeführt hast, lege deine Beine ausgestreckt bequem auf den Boden.

Du kannst das Gefühl in deinen Beinen rechts und links vergleichen. Was hat sich durch die Übung und die Aufmerksamkeit, die du dem aktiven Bein geschenkt hast, verändert? Wie fühlt es sich an?

Und wie fühlt sich das Bein an, das noch nicht die Freiheit erhielt, sich bewegen zu dürfen, sondern zugeschaut und gewartet hat?

Ist dein Nachspüren beendet, wendest du dich dem Bein zu, das passiv war. Nun ist dieses Bein an der Reihe, von dir Aufmerksamkeit zu bekommen. Gehe so vor wie mit dem ersten Bein, das heißt von unten nach oben. Gestatte, dass sich dieses Bein ein wenig anders bewegen kann. Unsere Beine sind oft unterschiedlich und haben daher auch verschiedene Bedürfnisse, was Bewegung und Ausdruck angeht.

Wenn du mit dem Bewegen fertig bist, dann stelle oder lege auch dieses Bein ab und spüre nach. Wie fühlt sich dieses Bein nun an? Sind die beiden Beine sich jetzt ähnlich vom Spüren her? Dann nimm dir noch etwas Zeit zum Nachruhen. Falls du diese Übung im Stehen gemacht hast, magst du dich vielleicht jetzt hinsetzen oder -legen. Lass deinen Atem frei und entspannt fließen. Nimm dabei deinen ganzen Körper war, wie er steht, sitzt oder liegt.

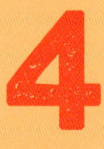

Kopf, Nacken und Gesicht

Der Kopf wird von vielen Menschen mit dem »Ich« gleichgesetzt. Jede Berührung wird daher intensiv und im wahrsten Sinne des Wortes »haut-nah« empfunden. Manche empfinden, wenn sie ihren Kopf in die Hände eines anderen Menschen legen, dass sie ihm ihr Selbst anvertrauen. Für alle ist das Abgeben des Gewichts des Kopfes eine Übung im Loslassen. Das Loslassen fängt auf der physischen Ebene an und setzt sich dann auf der geistigen Ebene fort. Dann fühlt man, dass der Stress weicht und positive, erhellende Gedanken können aufsteigen.

Kopf, du genialer Organisator meines Lebens: Du darfst jetzt loslassen. Häufig spannen wir unsere Gesichtsmuskeln an. Kennst du das Gefühl der angespannten Stirn, z. B. wenn du über ein Thema intensiv nachdenkst oder etwas angestrengt beobachtest? Empfindest du manchal Spannung in der Kiefermuskulatur, die du für das kraftvolle Zubeißen und Kauen brauchst? Kommt diese Spannung vom Essen oder könnte es einen Zusammenhang geben mit Problemen, in die man sich zeitweise »verbissen« hat oder ungelösten Konflikten, auf denen man »rumkaut«?

Kaumuskeln haben Kraft und können verspannt sein. Dein Gesicht hat noch viele zusätzliche, kleine Muskeln. Sie ermöglichen die Mimik, so dass andere Menschen an deinem Gesichtsausdruck ablesen können, wie es dir geht und ob du sie freundlich willkommen heißt oder du gerade in einer Stimmung bist, wo man dir besser nicht zu nahe kommen sollte. Es gibt Berufe, in denen Lächeln erwartet wird, ob einem danach ist oder nicht. Dann tragen wir eine Maske, die unsere authentische Emotion kaschiert. Das kann für die mimische Muskulatur ziemlich an-

strengend werden, und solche Spannungen können sich dann in der Gesichtsmuskulatur regelrecht einnisten. Früher oder später hinterlassen diese Spannungslinien bleibende Spuren in unserem Gesicht.

Freundlichkeit zeigt sich in einem Lächeln – Dauerlächeln ist anstrengend. Kopf und Gesicht werden vom Nacken getragen, dieser relativ engen Passage, die den Kopf mit dem Schultergürtel und so mit dem Rumpf verbindet. In diesem relativ kleinen Körperabschnitt des Nackens befinden sich viele Muskeln, besonders auf der Rückseite. Auch dort können sich Spannungszonen bilden. In dem Behandlungsmuster, das du in diesem Kapitel lernst, berühren die Hände sowohl den Schultergürtel, als auch den Nacken, den Kopf (Schädel) und das Gesicht.

Die Haare können mit ausgestrichen werden, das »entstaut« die Kopfhaut. Die Kopf-, Nacken- und Gesichtsmassage ist ein entspannendes und schönes Erlebnis. Tiefenentspannung kann sich einstellen, da

Du darfst jetzt loslassen

Freundlichkeit zeigt sich in einem Lächeln

sich auch das energetische Stirnzentrum entspannt und so Tagträume oder inspirierte Gedanken aus tieferen Bewusstseinsschichten aufsteigen können. Bevor du die Massage beginnst, achte darauf, dass die Hände sauber sind und neutral riechen, denn das bemerkt der Massagepartner bei einer Gesichtsmassage sofort. Achte ganz besonders auf eine gute Qualität des Massageöls, Balsams oder der Lotion, die du verwenden möchtest. Durch die Massage wird die Gesichtshaut besser durchblutet und daher noch aufnahmefähiger.

① Anregungen für das Vorgespräch mit dem Massagepartner

- Wie ist es für dich, deinen Kopf meinen Händen anzuvertrauen?
- Falls es dir schwerfällt, woran könnte das liegen? Wofür könnte es gut sein, den Kopf festzuhalten?
- Kennst du das Gefühl, dass sich dein Gesicht wie eine Maske anfühlt?
- Hast du Lieblingsmasken?
- Was möchtest du deiner Umwelt mit ihnen zeigen? Gibt es eine Maske, die dich schützt?
- Sind manche deiner Masken anstrengend?
- Kannst du deine Masken ablegen, wenn du sie nicht mehr brauchst?

Selbst wenn Männer selten zur Kosmetikerin gehen, so ist eine Gesichtsmassage auch für »echte Kerle« ein tolles Erlebnis.

Auch für »echte Kerle« ein Erlebnis

- Hast du dir schon einmal eine Gesichtsmassage gegönnt, um die vielen, kleinen mimischen Muskeln zu entspannen?
- Ist es für dich okay, dass beim Ausstreichen möglicherweise etwas Massageöl auf die Haare kommt?
- Bist du dir bewusst, dass sich alle Sinnestore im Kopf und Gesichtsfeld befinden?
- Durch welches Sinnestor erfährst du die Welt besonders intensiv?
- Wie fühlt sich dein Nacken an?
- Ist er beweglich oder ist seine Beweglichkeit in manchen Richtungen eingeschränkt?
- Was könnte dir helfen, eine eventuelle Hartnäckigkeit aufzulösen?
- Bist du dir bewusst, dass der Hals-/Nackenbereich eine lebenswichtige Passage ist? Deine Atemluft, Nahrung, dein Blutkreislauf und auch die Töne, die du beim Sprechen erzeugst, bewegen sich durch dieses relativ kleine Gebiet.
- Haben diese Vorgänge genügend Raum in deinem Halsbereich oder verspürst du dort manchmal Enge?
- Würde dir eine achtsame Massagebehandlung im Hals-/Nackenbereich gut tun?

② Tipps

Grundsätzlich ist es wichtig, im Kopfbereich langsam zu massieren. Bei Prüfungsstress, Anspannung, verspanntem Nacken und Gesichtsmuskeln, Reizüberflutung (z. B. Lärm, lange Arbeit am Computer) und anderen Belastungen schafft eine Kopfmassage einen wunderbaren Ausgleich. Eine Kopfmassage kann bei Spannungs- oder Stresskopfschmerzen durchgeführt werden, sie sollte aber abgebrochen werden, wenn der Schmerz sich verstärkt. Weitere Gegenanzeigen sind: Fieber, grippale Infekte, Bandscheibenvorfall im Halswirbelbereich (weitere Informationen zu Gegenanzeigen siehe Seite 56).

Kopfmassage schafft einen wunderbaren Ausgleich

Sensible Zonen, auf die du bei der Massage besonders achtest

SCHLÄFEN Dort nicht fest drücken, sondern nur sanft kreisen.

AUGEN Beim Ausstreichen nicht die Augenlider berühren; Kontaktlinsen besser vorher herausnehmen lassen.

LIPPEN Nicht beim Ausstreichen berühren.

KIEFERGELENK Den Punkt unterhalb des Ohrläppchens nicht akupressieren.

OHREN Nicht in das Innenohr hineinmassieren.

MASSAGEABLAUF FÜR KOPF, NACKEN UND GESICHT

Lade den Massagepartner ein, sich bequem auf den Rücken zu legen. Unterstütze bei Bedarf seine Knie, z. B. mit einer Rolle oder einem Kissen.

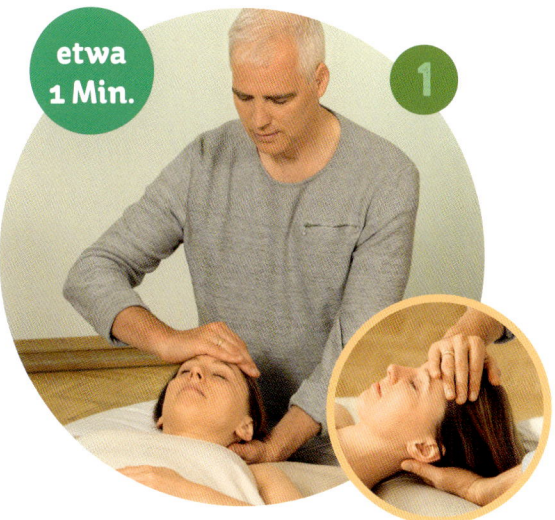

etwa
1 Min.

I. Haltegriff: Den Kopf zwischen den Händen halten

Hebe den Kopf des Partners behutsam ein paar Zentimeter an und schmiege von unten eine Hand an den Hinterkopf, so dass dieser auf deiner Hand ruhen kann. Dein eigener Handrücken berührt dabei die Unterlage, das macht es dir einerseits leichter und verhindert auch, dass die Hand wackelt. Lege die andere Hand flach und ohne Aufdruck federleicht auf die Stirn ❶. Dieses Gehaltenwerden darf der Partner etwa eine Minute lang ruhig genießen.

II. Energie nach oben ausstreichen

Aus der Position des Haltegriffs ❶ führst du die Hände langsam und gleichzeitig auf dich zu. Die rückwärtige Hand bleibt dabei in Kontakt mit der Unterlage, damit deine Hand ruhig und unterstützt den Griff ausführen kann. Dadurch streichst du den Kopf und die Haare in Richtung Schädelmitte ❷ leicht und ohne Druck aus. Ziehe auch ein wenig an den Haaren ❸, so dass die Kopfhaut vom Schädel aus gesehen gestrafft wird. Eine feine Auflösung dieses Griffes besteht darin, mit leichtem Zug über die Gesamtlänge der Haare ❹ auszustreichen, so als würde man sensible Antennen berühren. Wiederhole diesen Griff wenigstens sechs Mal.

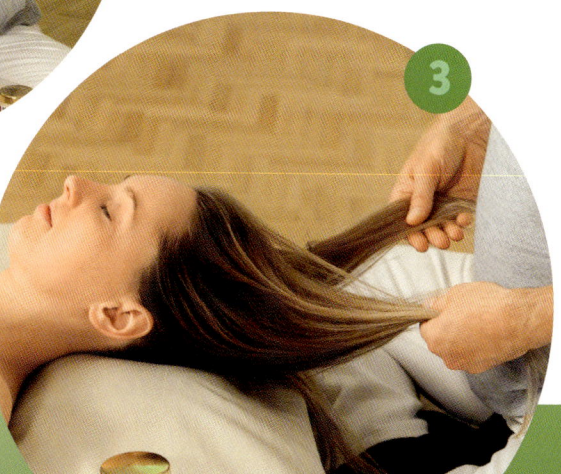

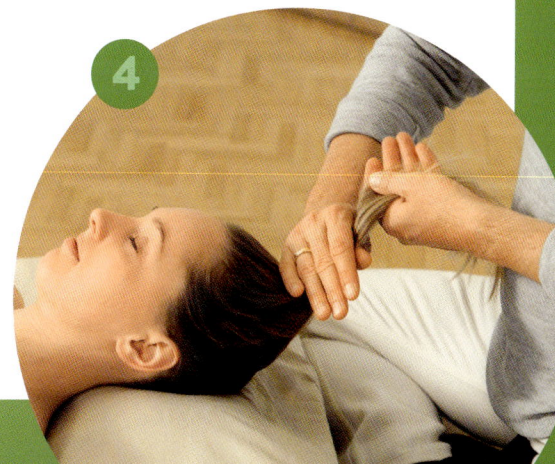

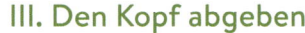

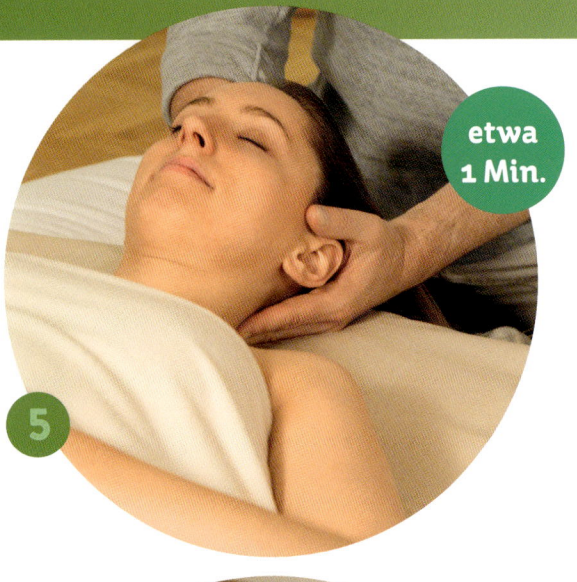

etwa 1 Min.

5

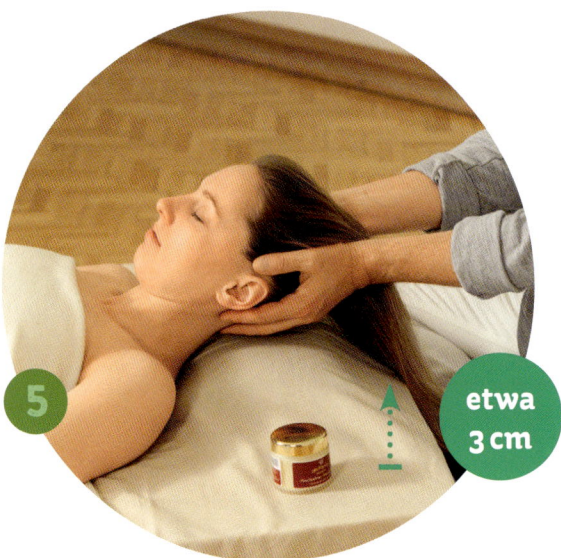

5

etwa 3 cm

III. Den Kopf abgeben

Nun gleiten beide Hände hinten und seitlich an den Schädel, so dass der Kopf sicher wie in einem »Händekörbchen« gehalten wird. Du kannst darauf achten, dass dabei das Außenohr nicht geknickt wird 5. Lass diese Position als Haltegriff für etwa eine Minute wirken. Hebe den Kopf langsam ungefähr 3 cm an und bewege ihn mittig in der Verlängerung der Halswirbelsäule behutsam und in Zeitlupe in einem Radius von etwa 4 cm von einer Seite 6 7 zur anderen. Achte darauf, dass er nicht »wegrollt«, sondern auch in der Seitenlage sicher von deinen Händen gehalten wird. Die Halswirbelsäule darf dabei zu keinem Zeitpunkt seitlich geknickt werden.

Hinweis:

Sollte die leichte Drehung zu einer Seite Schmerzen bereiten oder eingeschränkt sein, die Übung abbrechen und einen Fachmann konsultieren!

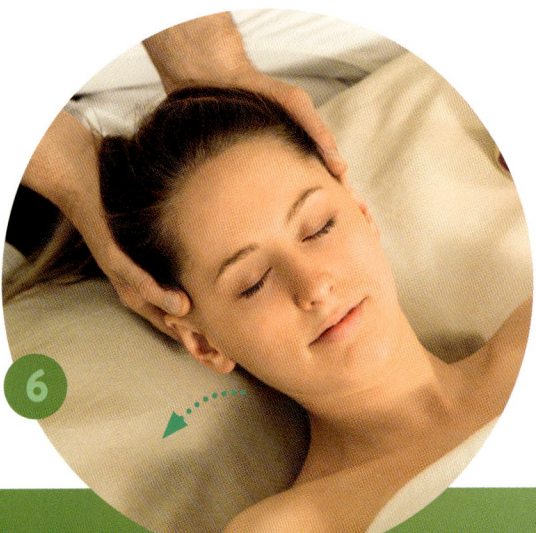

6

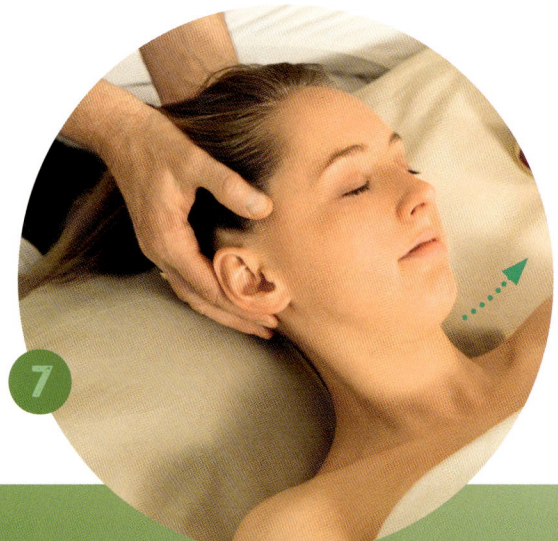

7

IV. Schulter, Nacken und Kopf ausstreichen

Verteile jetzt etwas Massageöl auf die Hände 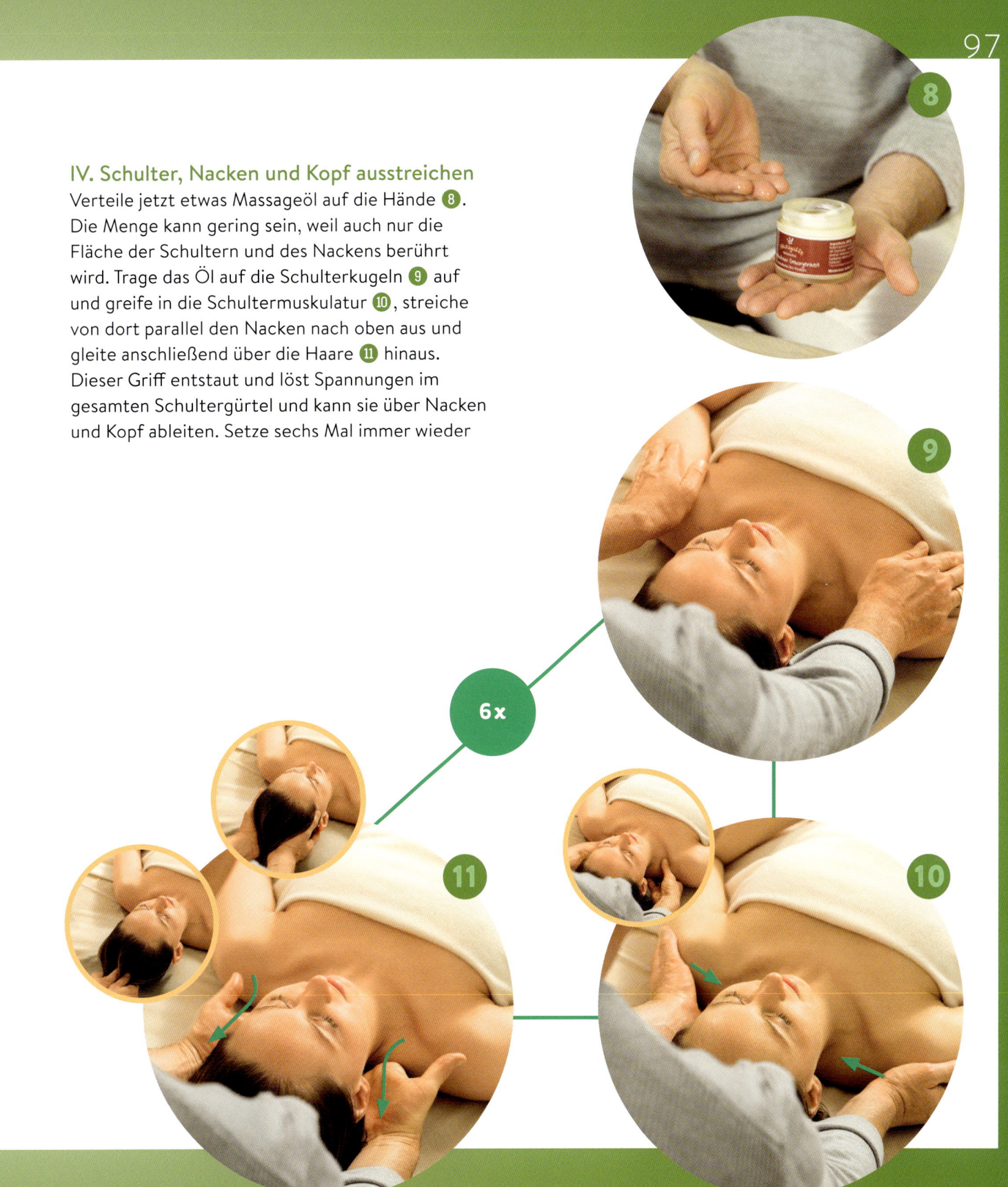 **8**.
Die Menge kann gering sein, weil auch nur die
Fläche der Schultern und des Nackens berührt
wird. Trage das Öl auf die Schulterkugeln **9** auf
und greife in die Schultermuskulatur **10**, streiche
von dort parallel den Nacken nach oben aus und
gleite anschließend über die Haare **11** hinaus.
Dieser Griff entstaut und löst Spannungen im
gesamten Schultergürtel und kann sie über Nacken
und Kopf ableiten. Setze sechs Mal immer wieder

6x

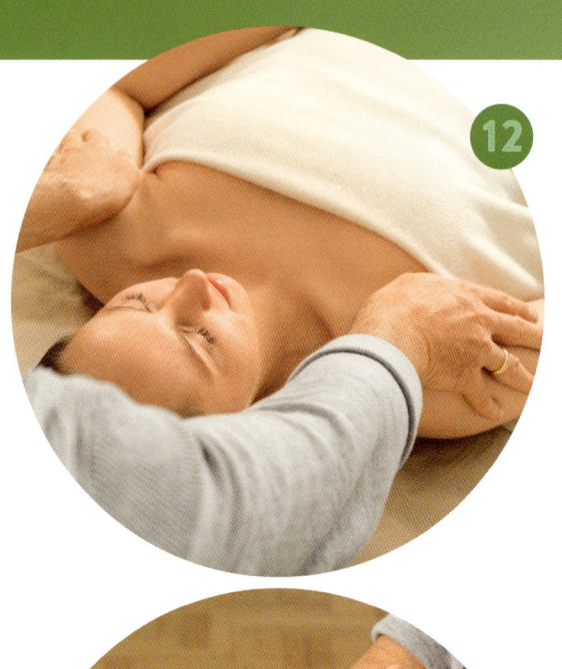

V. Schulter dehnen

Stütze dich mit den Handinnenflächen von oben **12** auf die Schultergelenke des Partners. Verlagere dein Gewicht langsam in diesen Griff und dehne den Schultergürtel in Richtung Unterlage. Frage den Partner, wieviel Druck angenehm ist. Du wirst überrascht sein, dass du dich meistens stark aufstützen kannst, ohne dass die Dehnung als schmerzhaft empfunden wird. Im Anschluss an die Dehnung wiederhole das Ausstreichen **9** bis **11** von Schulter, Nacken und Kopf noch dreimal.

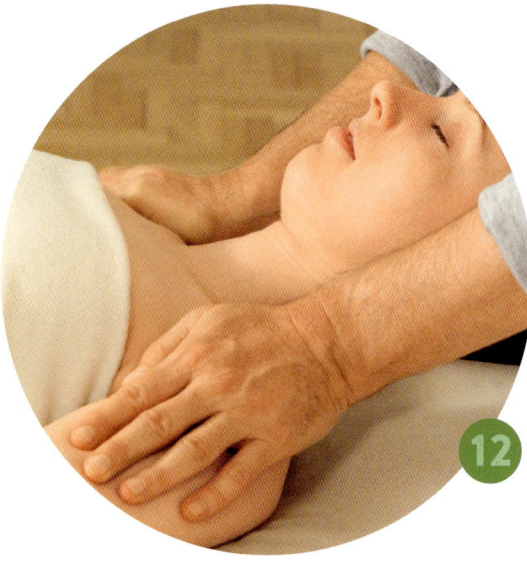

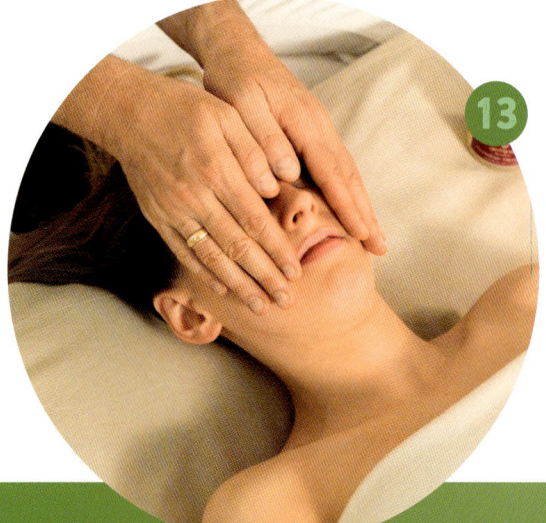

VI. Haltegriff: Gesicht bedecken

Verteile wahlweise etwas Lotion/Balsam oder drei Tropfen Massageöl in deinen Händen und lasse langsam beide Hände auf dem Gesicht nieder **13**. Deine Hände liegen dabei leicht, aber ganzflächig auf. Achte darauf, Augenlider, Nasenspitze und Lippen freizulassen. Gebe dem Partner eine Minute Zeit, so dass er sich an deine Hände gewöhnen kann. Atme dabei selbst ruhig und entspannt weiter. Dann verteile das Öl behutsam auf der Gesichtshaut.

VII. Stirn mit den Daumen ausstreichen

Setze beide Daumen in der Mitte der Stirn nebeneinander auf, so dass die Daumenspitzen an der Nasenwurzel zusammentreffen ⑭; die übrigen Finger berühren dabei leicht den seitlichen Schädel. Von dort aus streichst du mit beiden Daumenflächen gleichzeitig und mit mittlerem Druck die Stirn zu den Schläfen aus ⑮. Dabei straffst du automatisch die Gesichtshaut. Wiederhole diesen Griff langsam sechsmal, wobei die Daumen den Rückweg in ihre Ausgangsposition an der Nasenwurzel schwebend durch die Luft zurücklegen.

VIII. Auf den Schläfen mit den Fingerspitzen kreisen

An den Schläfen massierst du am besten mit der Fläche der drei mittleren Fingerkuppen ⑯. Male behutsam Kreise auf den Schläfen. Frage den Partner, welche Richtung sich besser anfühlt.

IX. Augenbrauen nachzeichnen

Ziehe von der Nasenwurzel mit beiden Zeigefingern auf den Augenbrauen ⑰ eine Linie. Am Ende der Augenbrauen angekommen, löse den Kontakt, führe die Finger durch die Luft zum Ausgangspunkt zurück und wiederhole diese Linie sechsmal.

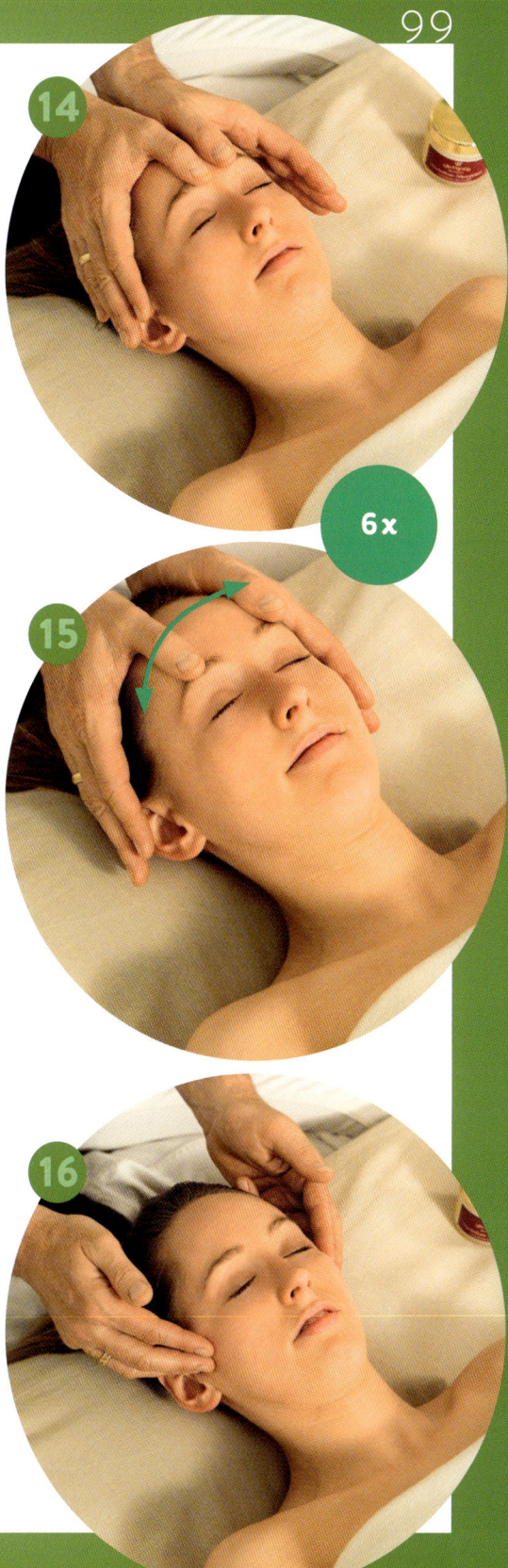

6 x

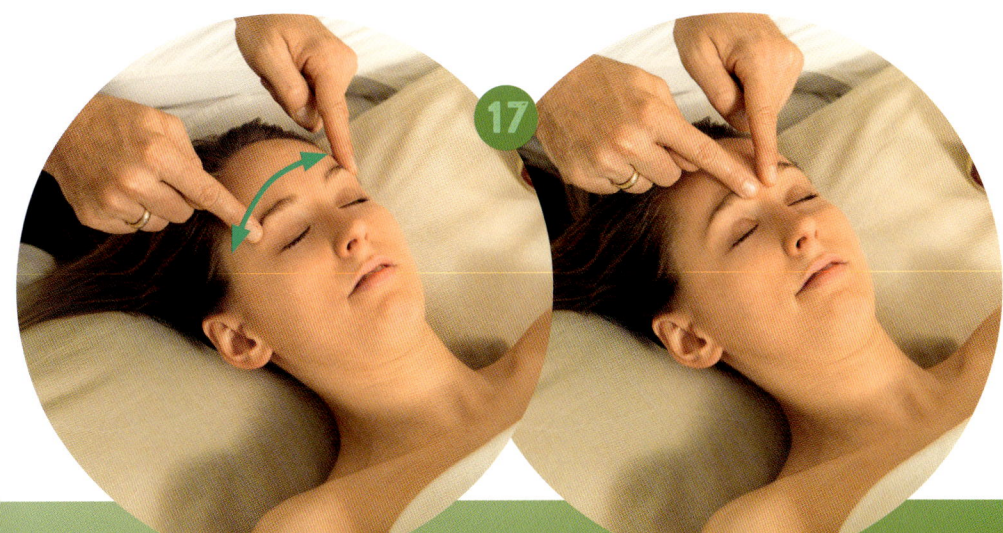

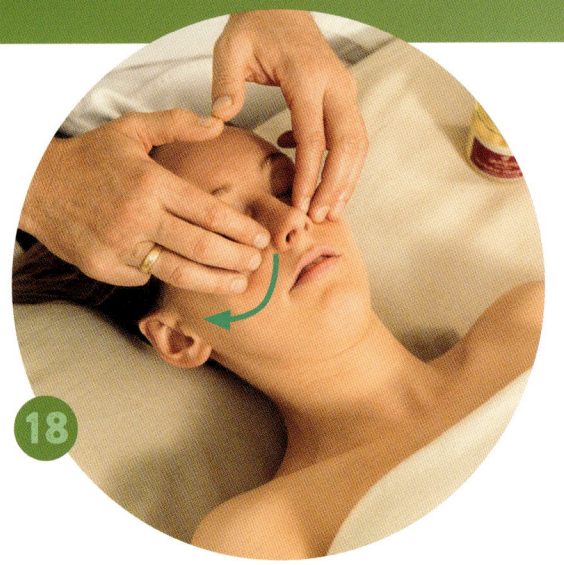

18

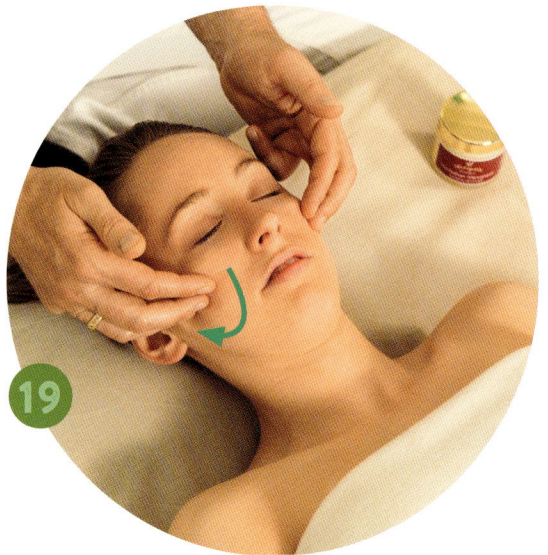

19

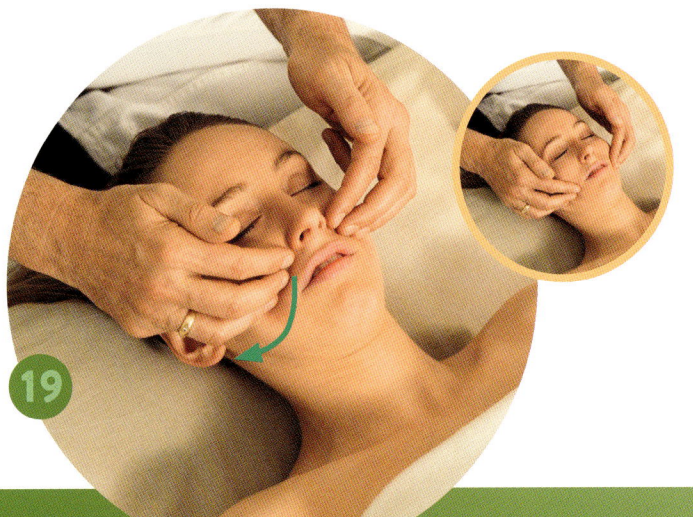

19

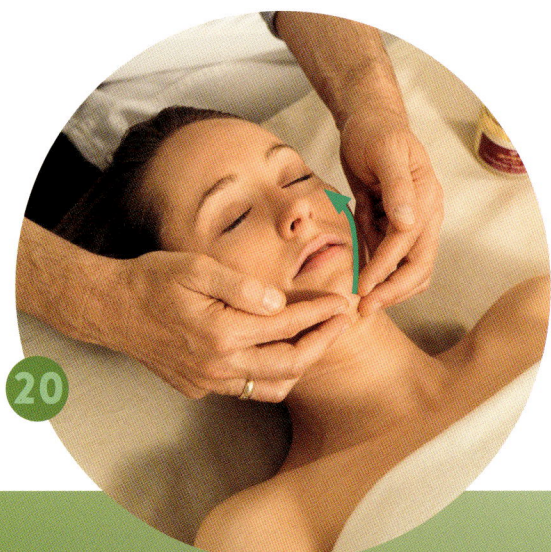

20

X. Gesichtshaut straffen

Setze die Fingerspitzen von Zeige-, Mittel- und Ringfinger seitlich der Nasenwurzel und unterhalb der Augen auf. Streiche gleichzeitig in Richtung Schläfenregion **18**. Dort löst du den Kontakt, führst die Finger ohne Berührung zum Ausgangspunkt zurück und setzt nun aber einen Fingerbreit tiefer an **19**. Wiederhole auf diese Weise – in der Gesichtsmitte ansetzend, zur Seite hin streichend – die Bewegung und massiere die ganze Gesichtsfläche bis zum Kinn **20**. Dann sogar noch einen Fingerbreit unter dem Kinn. Wenn du möchtest, kannst du dieses straffende und die Gesichtshaut belebende Ausstreichen von oben nach unten mehrmals durchführen. Ein wirkungsvoller Beauty-tipp!

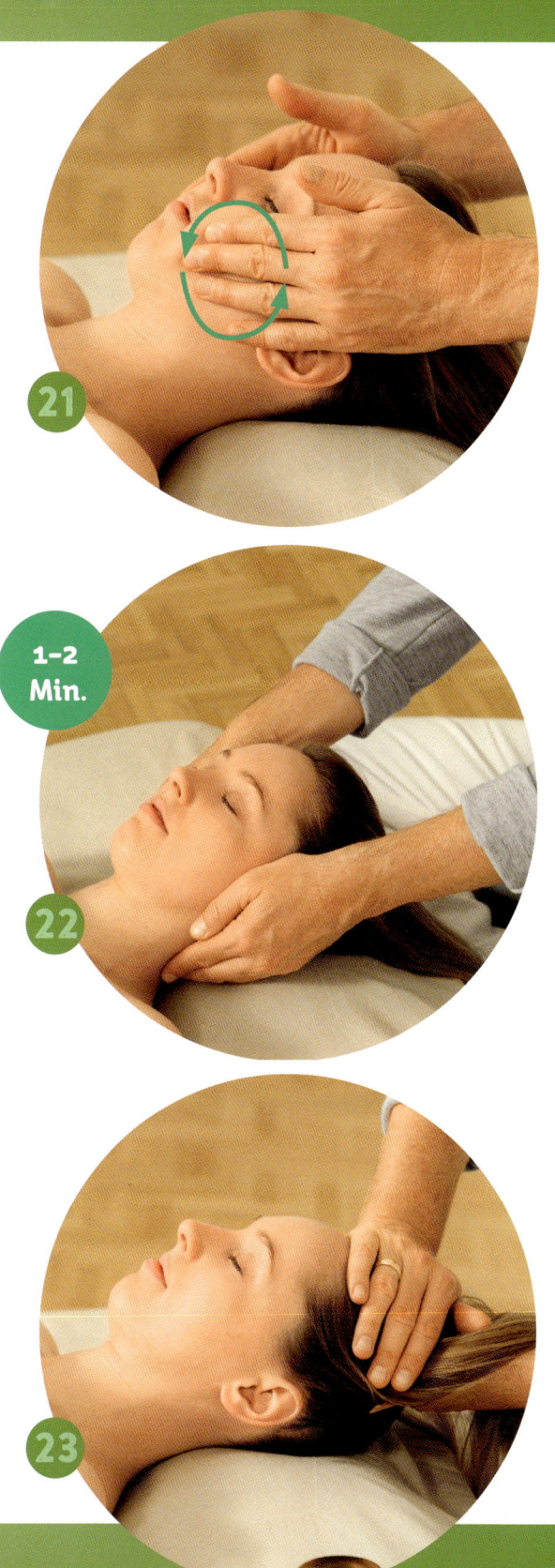

XI. Kaumuskulatur entspannen und Backen bewegen

Lege deine Hände seitlich auf das Gesicht des Partners und lass ihn die Kaumuskulatur anspannen. Du spürst dadurch rechts und links die Stellen, an denen sich die Kaumuskulatur unter deinen Fingern hervorhebt. Lege die Fingerkuppen der mittleren drei Finger nun auf diese Stellen und beginne zu kreisen ㉑. An diesem Punkt kannst du vermutlich etwas fester massieren, die Kaumuskeln sind sehr kräftig. Die ganze Gesichtshaut mit der damit verbundenen mimischen Muskulatur darf dabei mitbewegt werden.

XII. Stille schenken – die Ohren bedecken

Lege deine Händinnenflächen seitlich auf die Ohren ㉒. Decke die Ohrmuschel mit – wichtig! – nur leichtem Druck ganz ab, so dass kein Geräusch mehr eindringen kann. Halte auf diese Weise den Kopf deines Partners bis zu zwei Minuten still. Dieser Haltegriff wirkt sehr entspannend. Lass die Hände aus dieser Position behutsam herausschweben. Dies kann auch ein schöner Abschluss sein. Ein alternativer Abschluss wäre, die Ausstreichung des Schultergürtels ⑨ bis ⑪ über die Haare hinaus ㉓ zu wiederholen.

Häufige Fragen

Die Massagepartnerin sagt, sie habe »empfindliche, dünne Haare«. Kann das Ausstreichen des Kopfes über die Haare hinaus einen Haarausfall verursachen?

→ Der Zug, den man bei diesem Griff gleichzeitig auf viele Haare verteilt, belastet das einzelne Haar nur sehr wenig. Trotzdem können sich bei Menschen, die zu Haarausfall neigen, bei diesem Griff Haare lösen. Wenn die Empfangende für dieses Thema sensibilisiert ist – manchmal spielt auch Scham eine Rolle -, ist es besser, auf diesen Griff zu verzichten.

Der Empfangende schläft während der Massage ein. Ist das ein gutes Zeichen?

→ Einschlafen während einer Massage kann verschiedene Ursachen haben. Wenn du eine Person behandelst, die schwer entspannen kann oder Schlafstörungen hat, ist das Einschlafen positiv, wohltuend und ein Erfolgserlebnis für diese Person. Sie hat so weit entspannt und losgelassen, dass sie einschlafen kann. Es gibt auch einen Zustand sehr tiefer Entspannung, in welchem der Empfangende an der Grenze zum Einschlafen ist. Der Körper ist tief entspannt und der Geist beobachtet entspannt und dennoch wach, wie sich der Körper anfühlt. Dieser Zustand ist wundervoll. Menschen, die bei jeder Massage einschlafen, versäumen den Genuss, das Spüren und die unmittelbare Auswirkung der Massage. Am Ende der Massage wachen sie auf und fragen: »Ist die Massage schon vorbei? Hast du alles massiert, was wir vereinbart hatten?« Es könnte hier ratsam sein, denjenigen während der Massage sanft anzusprechen, um das Wegdriften zu verhindern. Klärt im Vorgespräch, wie ihr mit dem Thema des möglichen Einschlafens umgehen möchtet.

Mein Massagepartner hat einen Bart. Was bedeutet das für die Gesichtsmassage?

→ Dort, wo der Bart wächst, kannst du auch massieren. Creme oder Öl lässt du in diesen Zonen am Besten weg. Du wirst deine Griffe an die haarige Situation anpassen. Möglicherweise spürt der Empfangende auch weniger von den Griffen an den Stellen, wo der Bart wächst.

Bei manchen Menschen ist Gesichtshaut empfindlich und reagiert auf Öle und Salben. Kann die Massage im Gesicht auch ohne Öl gemacht werden?

→ Haltegriffe und Akupressur können ohne Creme oder Öl ausgeführt werden. Ganz ohne Creme oder Öl zu massieren, ist im Gesicht weniger ratsam. Die Gesichtshaut ist empfindlich und wenn sie ohne Hilfsmittel massiert wird, kann sie leicht spannen und schmerzen. Bestimmt hat die Person mit der empfindlichen Gesichtshaut eine Spezialcreme, mit der sie sich wohlfühlt und die sie für die Massage mitbringen kann.

Die Schultermuskulatur des Massagepartners fühlt sich hart an. Er möchte, dass dort fest gedrückt wird. Darf ich das oder ist das riskant?

→ Du darfst an diesen Stellen am Schultergürtel fester massieren – immer in Absprache mit der Empfangenden. Gib nur so viel Druck, dass die Person noch entspannt atmen kann und nicht die Zähne zusammenbeißt. Bleibe an den Stellen, die im Buch beschrieben sind und drücke auf keinen Fall in das seitliche oder vordere Halsgebiet. Dort könntest du etwas falsch machen.

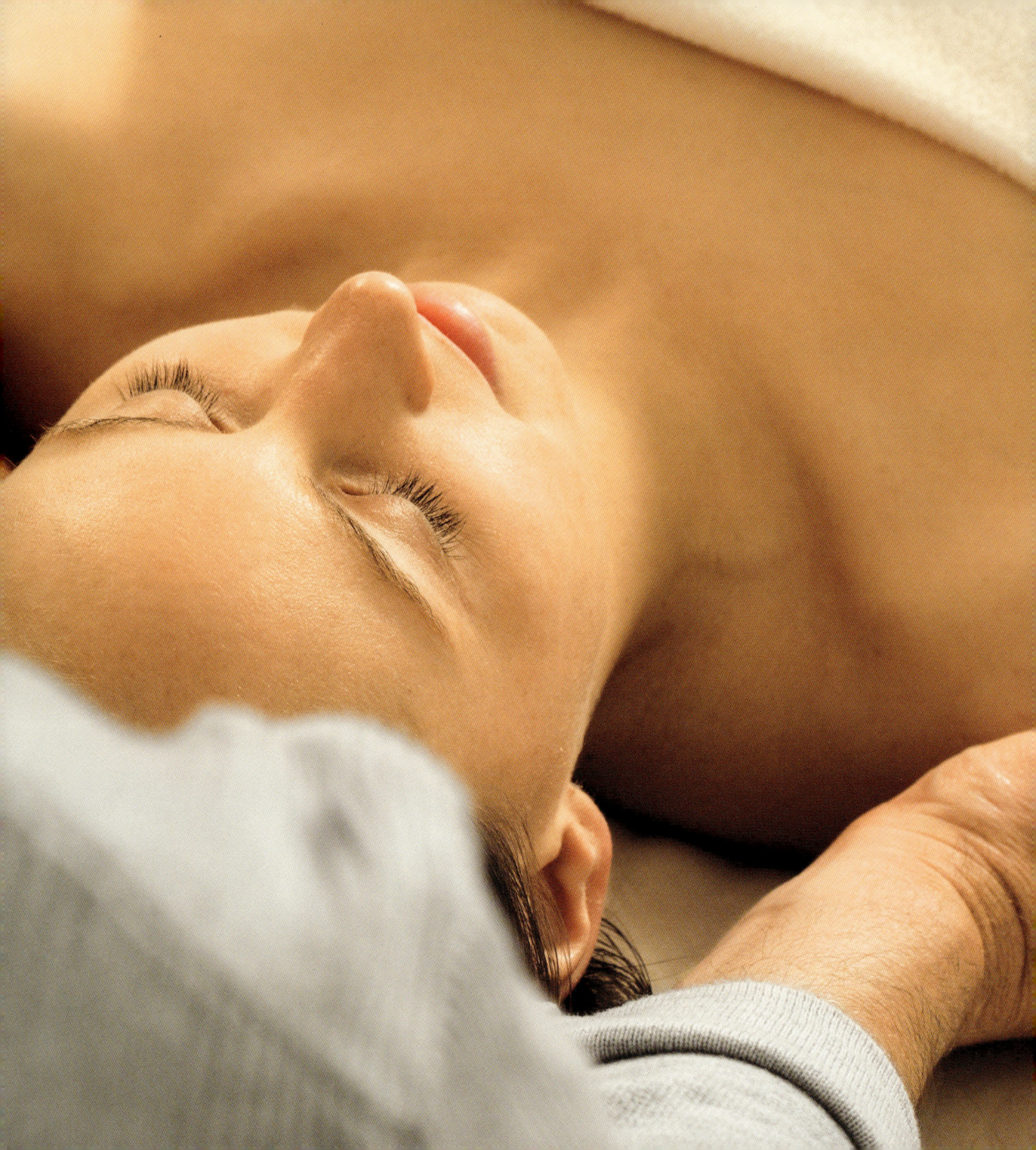

Körperbewusstsein
ÜBUNG FÜR KOPF UND GESICHT

Nimm dir etwa 15 Minuten Zeit und lege oder setze dich bequem hin. Lass dich nun in deinen Körper hineinspüren. Bemerke, welche Position er eingenommen hat, welche Stellen deines Körpers Kontakt zum Boden oder zum Stuhl haben und wie sich dein Atem im Körper bewegt.

Nun lass deine Aufmerksamkeit zu deinem Gesicht kommen und erspüre es von innen heraus. Wenn du magst, nimm deine Finger zur Hilfe, um auch das Äußere deines Gesichts zu ertasten. Das Innere zu spüren und das Äußere zu ertasten, kann gleichzeitig geschehen.

Von innen wirst du vielleicht Spannungen an bestimmten Stellen wahrnehmen, z. B. in den Bereichen von Kiefer oder Stirn. Wenn es dir gefällt, bringe deine mimischen Muskeln an diesen Stellen in Bewegung. Das ist so ähnlich, wie Grimassen schneiden. Du bewegst dein Gesicht hin und her. Versuche auch, deinen Mund weit zu öffnen, die Kiefergelenke dabei zu dehnen. Möglicherweise wirst du dabei viel gähnen. Wunderbar! Lass es geschehen. Gähnen bringt noch mehr Bewegung in die Muskulatur, entspannt dich und lässt dich tief aufatmen.

Lass deine Aufmerksamkeit nun zu deiner Zunge im Mundinnenraum wandern. Wusstest du, dass die Zunge ein starker, großer Muskel ist, der bis tief in den Rachen hineinreicht und auch in – meist unbewusster – Anspannung sein kann? Erweitere die Übung, indem du deinem Zungenmuskel erlaubst, sich zu strecken, in alle Richtungen zu ziehen und zu drücken, seine ganze Kraft und sein Bewegungspotenzial auszuschöpfen. Du bist ja alleine im Raum, von daher sieht auch keiner, wenn die Zunge sich keck hinausstrecken will. Das hast du vielleicht seit deiner Kindheit nicht mehr gemacht. Du kannst dieses Herausstrecken mit einem Ton begleiten. Wenn die Zunge in deinen Mund zurückgekehrt ist, lass sie diesen Innenraum erkunden und bewusst am Gaumendach, an den Zähnen und am Zahnfleisch entlang fahren, es berühren und massieren.

Was machen deine Finger währenddessen? Sie können sachte im Gesicht klopfen, sie können leicht drücken und sie können streichen. Du wählst nach Gefühl, was dir behagt. Wenn du all dies gleichzeitig tust, wirst du dich ganz präsent spüren und dir selbst dabei wohltun. Gestatte einige Minuten für dieses Tasten, Spüren und Erforschen.

Die Bewegungen im Gesicht und Mundraum können eine Einladung für den Körper sein, zu tönen. Schließlich befindet sich das Stimmzentrum im Hals in direkter Nachbarschaft. Gibt es ein Summen, ein Brummen, Schnaufen, Zischen, möchtest du Töne singen? Gestatte dir die Freiheit, dass auch deine Stimme in der Übungszeit hörbar sein darf, ohne einen bestimmten Ton oder besonders schöne Töne machen zu müssen.

Nach einer Weile wirst du merken, nun ist es genug. Dann beende das aktive Bewegen, Streichen, Ertasten und Tönen. Gönne dir jetzt Zeit zum Nachspüren. Wie fühlt sich dein Gesicht an? Belebt, weich und entspannt? Gibt es korrespondierende Körperstellen, in denen sich ebenfalls etwas verändert hat? Hat dich die Übung eher wacher oder schläfriger gemacht? Was spürst du?

Arme und Hände

5

Unsere Arme können sich gemeinsam bewegen, aber auch jeder einzeln eine Bewegung ausführen. Der linke und der rechte Arm und die linke und die rechte Hand sind meist unterschiedlich geschickt. Arme können sowohl kraftvoll handeln, als auch Gedanken niederschreiben, unsere Kreativität künstlerisch ausdrücken, zärtlich sein – umarmen! – und so vieles mehr. Die Arme haben einen entscheidenden Anteil an unserem Selbstausdruck und unserer Selbstverwirklichung. Die Arme tun viel, sie sind fast immer aktiv und erhalten doch für ihr Tun in der Regel wenig wertschätzende Anerkennung von uns. Wir erwarten, dass sie einfach funktionieren.

Die Arme ermöglichen uns, mit anderen Menschen in Kontakt zu treten. Dieser Kontakt besteht aus Geben und Nehmen. Beides ist für uns überlebenswichtig. Nehmen bedeutet, dass wir versuchen, uns zu holen, was wir brauchen. Im Unterschied dazu bedeutet Empfangen, dass etwas in unsere Hände gelegt wird, wenn wir bereit dafür sind. Besonders dieser Aspekt – beschenkt zu werden – kann im Empfangen einer Arm- und Handmassage bewusst erfahren werden.

Geben und Empfangen

Mit Armen und Händen sind wir in Kontakt mit der Welt, im Geben und Empfangen.
Du kannst Körperbewusstsein für deine Arme entwickeln, indem du dir vergegenwärtigst, wie dein Arm aufgebaut ist. Mach dir bewusst, dass ein Arm aus verschiedenen Teilbereichen besteht, die durch Gelenke beweglich miteinander verbunden sind. Das Schultergelenk verbindet den Arm mit dem Oberkörper. An den Oberarm schließt sich das Ellbogengelenk an. Es gestattet dem Unterarm gegenüber dem Oberarm sowohl Scharnier- als auch Drehbewegungen. Der Unterarm mündet in das Handgelenk, das den Übergang zur Hand markiert. Die Hand teilt sich auf in die Handinnenfläche, in der sich viele kleine Knochen befinden, und die fünf Finger, von denen jeder in drei bzw. zwei (Daumen) Fingerglieder unterteilt ist. Die Finger sind mit dem Handteller ebenso gelenkig verbunden wie die Fingerglieder untereinander. Dieser Aufbau der Hand erlaubt uns optimale Beweglichkeit und Geschicklichkeit. *Entdecke das Wunderwerk der Hand ganz neu bei der Massage.*

Eine Armmassage kann auf die Bedürfnisse der Arme eingehen und ihnen Aufmerksamkeit schenken. Die Arme sind so daran gewöhnt zu arbeiten, dass es zu Beginn manchmal schwerfällt, die Armmuskulatur zu entspannen. Spannungen in den Armen haben Auswirkungen auf den Nacken, den oberen Rücken und den Brustraum. Deshalb wirkt sich eine Armmassage auch entstauend auf die Nackenmuskulatur und den Schultergürtel sowie auf den oberen Rücken aus.

Ungewohnte Entspannung

In dem vorgestellten Massageablauf zeigen wir dir auch Griffe für die Hand und die Finger. Die Hand ist von ihrer Größe im Vergleich zum ganzen Arm eher ein kleines Gebiet. Man könnte meinen, dass die Massage deshalb schnell erledigt sei und vielleicht auch keine so große Wirkung haben könne. Das Gegenteil trifft zu. Nimm dir ganz bewusst Zeit, mit deinen Händen die Hand des Massagepartners zu erkunden. Führe die Griffe häufiger aus, mal mit leichtem, mal mit etwas stärkerem Druck. Wir können lernen, mithilfe guter Massagen unsere Arme und Hände zu entspannen.

1 Anregungen für das Vorgespräch mit dem Massagepartner

- Hast du dir schon einmal bewusst gemacht, wie oft du deine Arme und Hände gebrauchst?
- Für welche Tätigkeiten und Ausdrucksformen setzt du sie ein?
- Nimmst du deine Arme und Hände als aktiv, kräftig, dynamisch wahr und/oder als zart, eher passiv?
- In welchem Verhältnis stehen Geben und Empfangen in deinem Leben?
- Gibt es eine Balance oder überwiegt ein Pol?
- Würdest du gerne eine der beiden Qualitäten mehr entwickeln und erforschen?
- Hast du dir schon einmal deine Arme oder Hände massieren lassen?

2 Tipps

Die von uns hier gezeigten Massagegriffe sind eine Mischung aus Bewegungsgriffen (auch Gelenksmobilisation genannt), Haltegriffen und Streichungen. Wie die Beine werden auch die Arme nacheinander behandelt. Mit welchem Arm fängt man am besten an? Ein Rechtshänder hat gewöhnlich mehr Spannung im rechten Arm, da er mit rechts am meisten arbeitet. Der linke Arm ist bei den Rechtshändern entspannter und eher bereit, loszulassen. Man kann mit dem verspannteren Arm beginnen, denn wenn der aktive Arm erst einmal entspannt ist, hat auch der noch nicht behandelte Arm bereits etwas nachgegeben. Du kannst aber auch mit dem entspannteren Arm beginnen, da dieser weniger Widerstand leistet und die Berührung schneller angenommen wird. Beide Möglichkeiten sind sinnvoll. Im Vorgespräch fragst du deshalb am besten deinen Massagepartner, welcher seiner beiden Arme sich die Berührung als erster wünscht.

Für manche Arme eine ungewohnte Erfahrung: Sich zu spüren, ohne dabei aktiv etwas tun zu müssen. Wenn du die Massage des ersten Armes beendet hast, kannst du, genau wie bei der Beinmassage, deinen Partner ansprechen und dir den Unterschied zwischen dem bereits massierten und dem

Sich spüren, ohne aktiv zu sein

noch nicht massierten Arm beschreiben lassen. Es gibt außerdem die Variante, nur die Hände zu massieren, also gar nicht erst den ganzen Arm aufzudecken und einzuölen. Die Empfangenden können dafür auch in einem bequemen Stuhl sitzen. Lege dafür ein Kissen und ein Handtuch bereit, damit du die Seite, an der du – ebenfalls sitzend – arbeitest, bequem unterpolstern kannst und der Empfangende dir seine Hand wirklich überlassen

kann und nicht »festhält«. So eine Handmassage ist dann passend, wenn man nur wenig Zeit hat oder die äußeren Umstände nicht die Gestaltung eines bequemen Massageplatzes gestatten. Auf diese Weise können Handmassagen z. B. auch im Krankenhaus oder in Pflegeeinrichtungen gegeben werden. Ansonsten gelten auch für diesen Bereich die allgemeinen Gegenanzeigen (siehe Seite 56).

MASSAGEABLAUF FÜR ARME UND HÄNDE

Lade deinen Massagepartner ein, sich bequem auf den Rücken zu legen. Unterstütze bei Bedarf seine Knie etwas, z. B. mit einer Rolle oder mit Kissen.

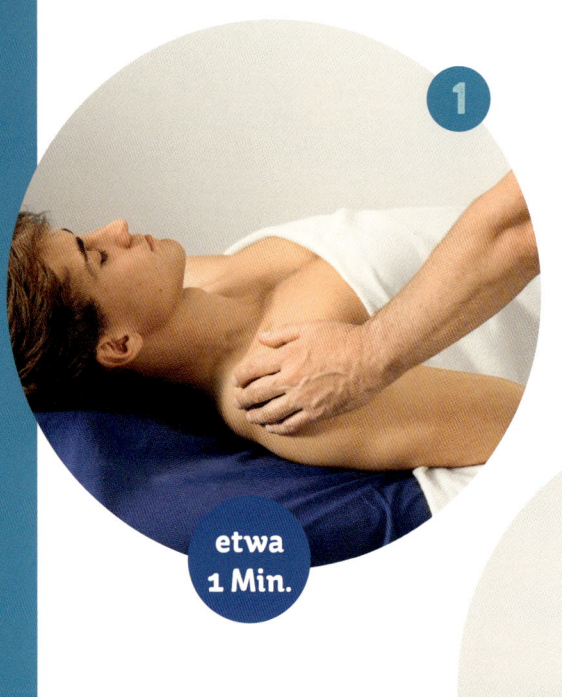

etwa
1 Min.

I. Haltegriff: Schulter und Hand verbinden

Lege eine Hand auf das Schultergelenk und die andere leicht auf den Handrücken des Partners ❶. Dabei sitzt bzw. stehst du seitlich neben dem Oberkörper. Lass diesen Kontaktgriff etwa eine Minute wirken.

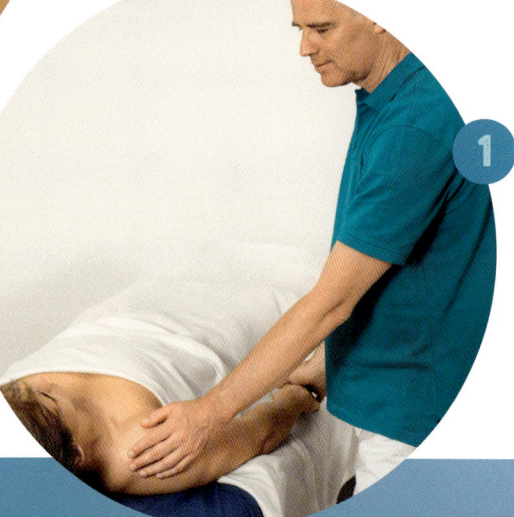

II. Gelenksmobilisation

Umfasse mit beiden Händen – du kannst deine Finger zum besseren Halt ineinander verschränken – das Handgelenk ❷ des Partners. Beginne behutsam, den Arm aus dem Schultergelenk ❸ heraus zu kreisen. Wechsle nach einer Weile die Richtung. Bringe anschließend den Unterarm in einen rechten Winkel zum Oberarm ❹ und versetze ihn in eine lockernde Schaukelbewegung. Dein Partner darf dabei das Gewicht seines Armes ganz abgeben und die Bewegung passiv erfahren.

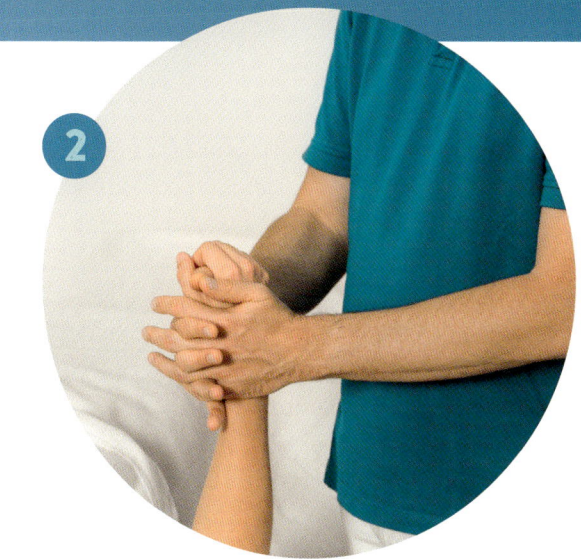

III. Armgelenke dehnen/strecken

Führe den Arm in eine Senkrechte, so dass Schulter-, Ellbogen- und Handgelenk eine Linie bilden ❺. Die Schulterkugel darf etwas in der Luft schweben – dabei werden alle Gelenke des Schulter-Arm-Apparates etwas gedehnt. Das Schulterblatt auf der Rückseite des Brustkorbs behält dabei jedoch Kontakt zur Unterlage.

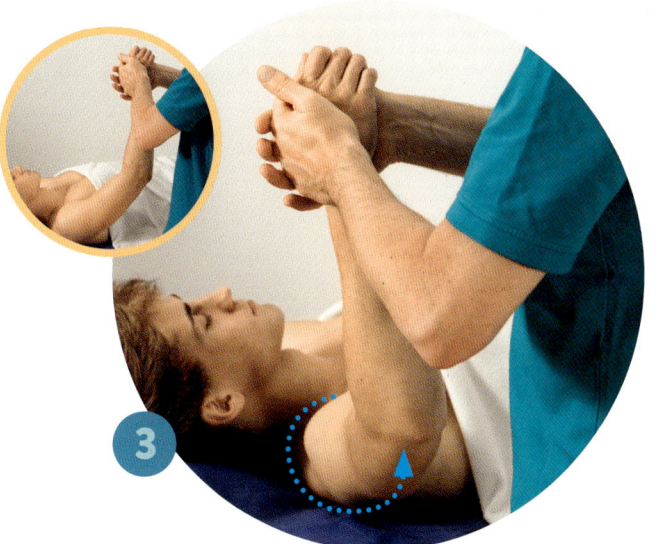

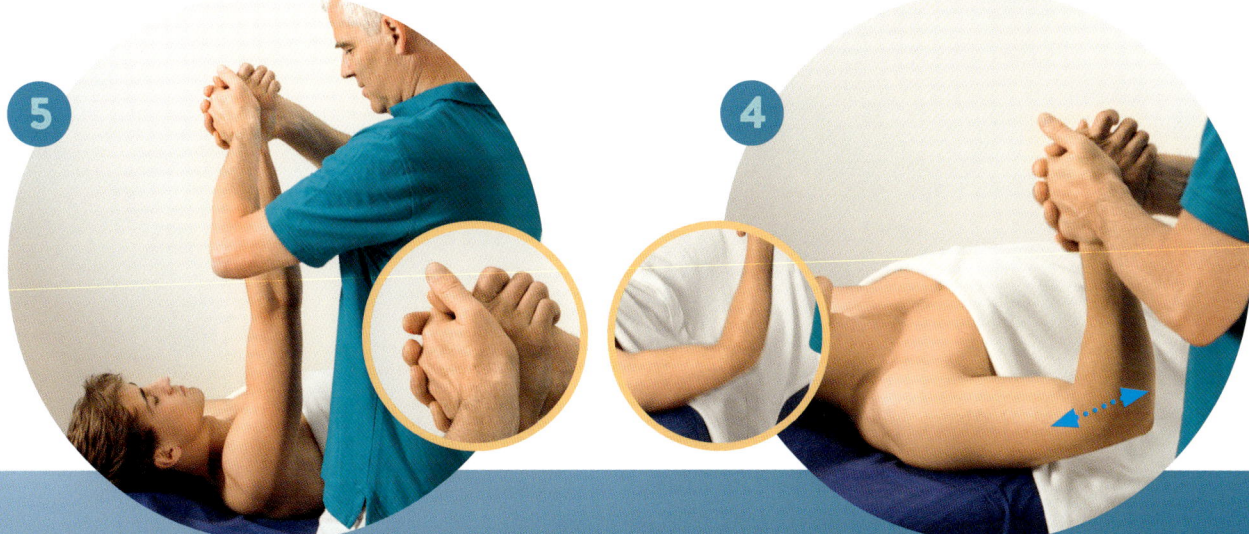

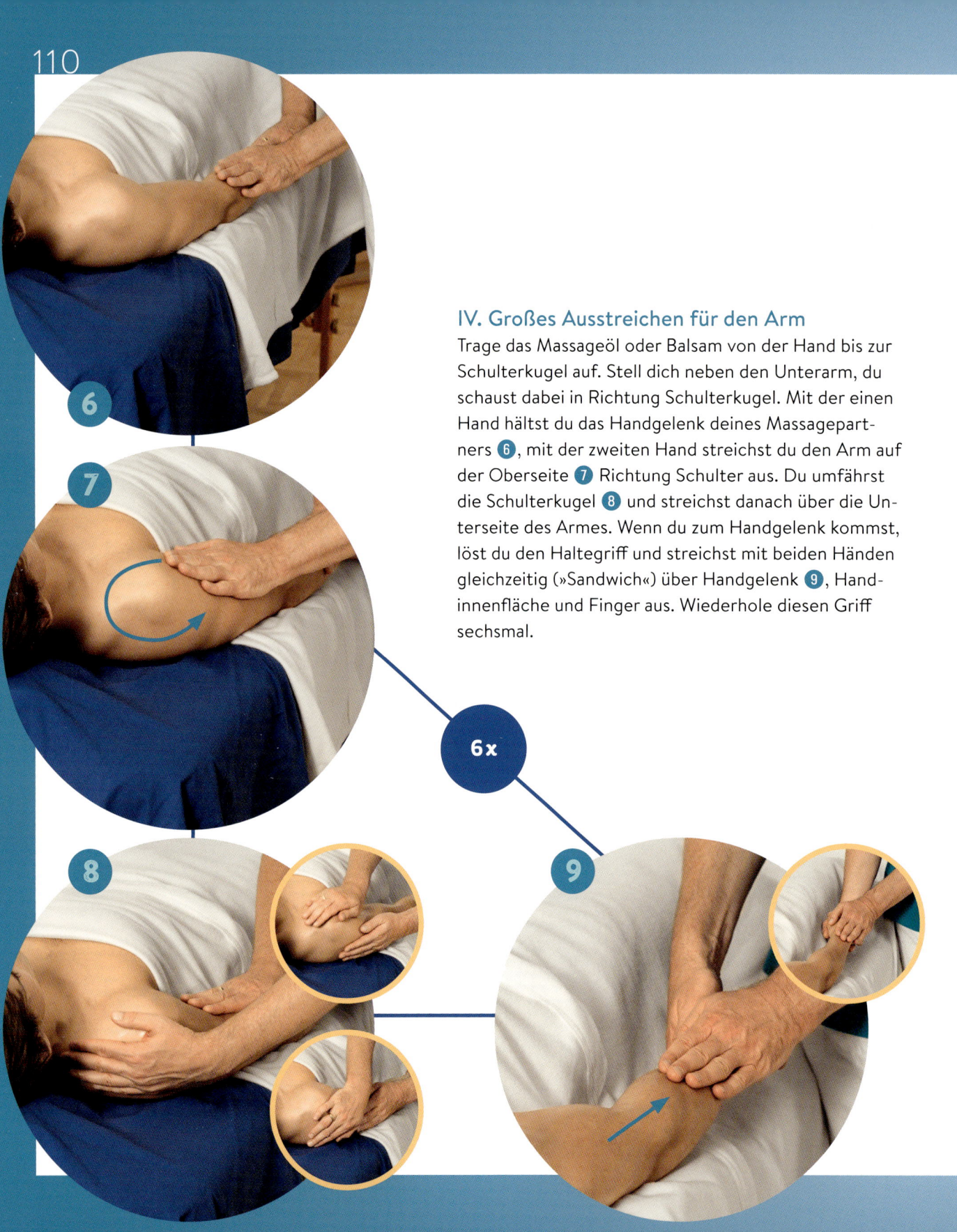

IV. Großes Ausstreichen für den Arm

Trage das Massageöl oder Balsam von der Hand bis zur Schulterkugel auf. Stell dich neben den Unterarm, du schaust dabei in Richtung Schulterkugel. Mit der einen Hand hältst du das Handgelenk deines Massagepartners ❻, mit der zweiten Hand streichst du den Arm auf der Oberseite ❼ Richtung Schulter aus. Du umfährst die Schulterkugel ❽ und streichst danach über die Unterseite des Armes. Wenn du zum Handgelenk kommst, löst du den Haltegriff und streichst mit beiden Händen gleichzeitig (»Sandwich«) über Handgelenk ❾, Handinnenfläche und Finger aus. Wiederhole diesen Griff sechsmal.

6x

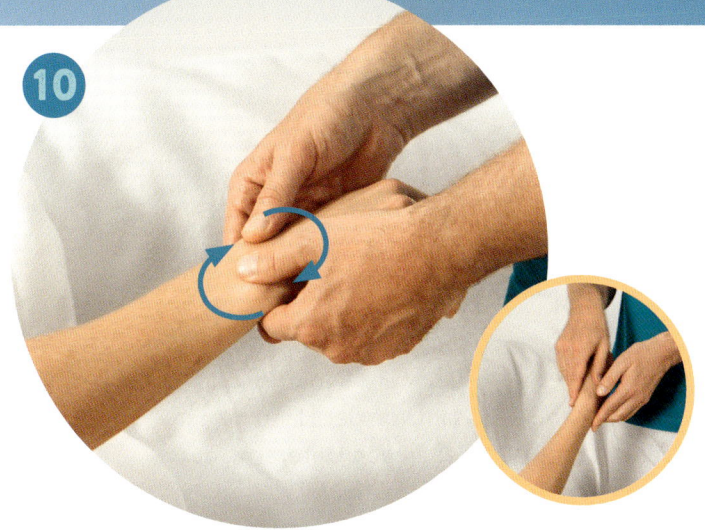

V. Handgelenk entstauen

Massiere mit kreisenden Daumen um die Knochen des Handgelenks. Die Massagefläche ist 5 cm breit und führt um das Handgelenk herum. Wenn du dabei den Unterarm ein wenig drehst, kannst du mühelos die Ober- **10** und die Unterseite **11** behandeln.

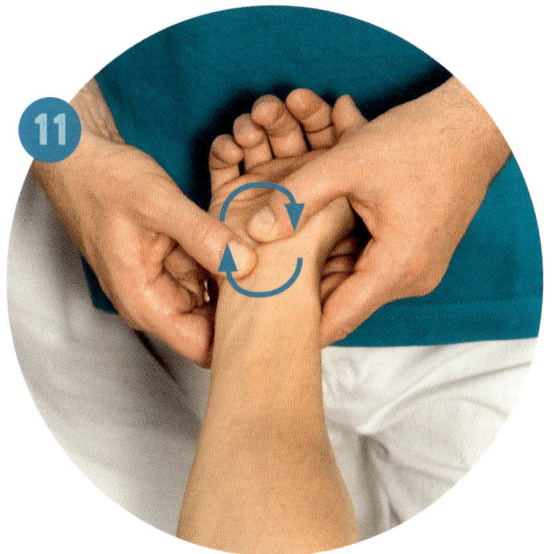

VI. Handmassage

Du kannst den täglich in unzähligen Verrichtungen fleißigen Händen mit einer Handmassage eine große Freude bereiten. Massiere kreisend mit den Daumen in die Handinnenfläche **12** hinein. Besonders die Daumenballenmuskulatur **13**, die für die Bewegung des Daumens zuständig ist, genießt eine gründliche Behandlung.

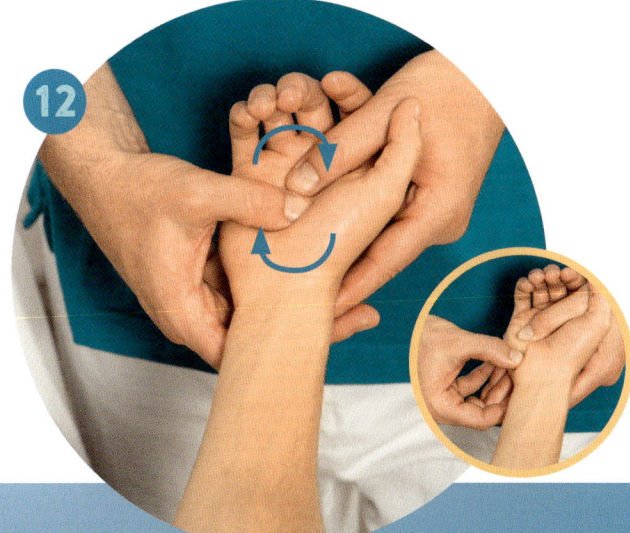

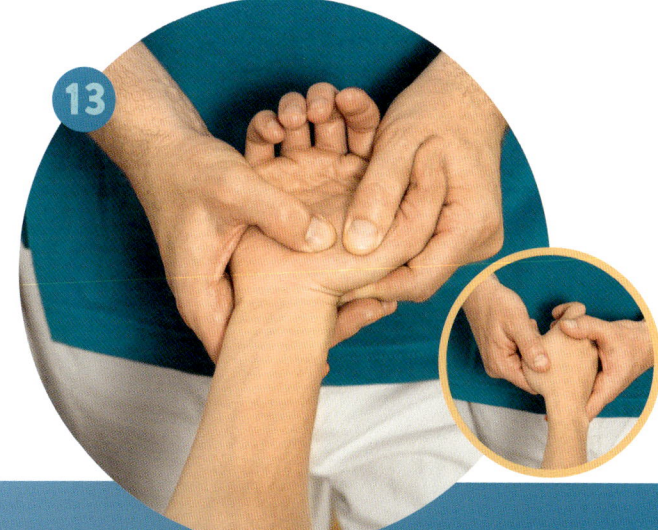

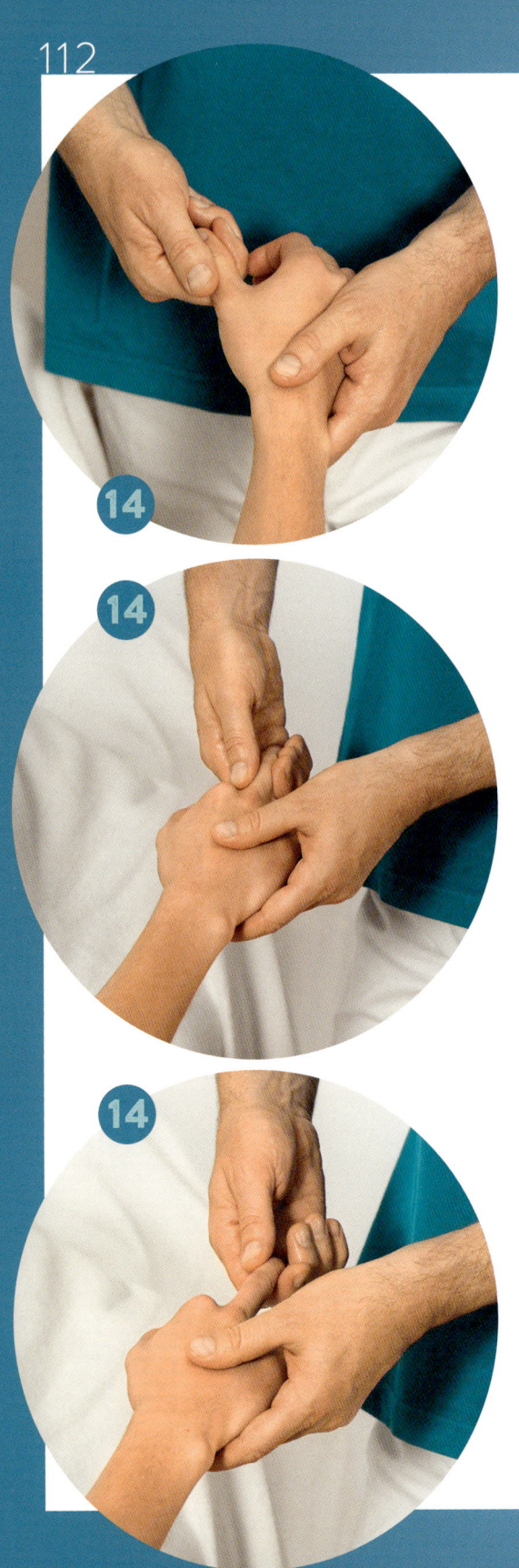

VII. Finger »melken«

Streiche jeden Finger einzeln aus. Eine Hand hält dabei unterstützend das Handgelenk fest, während du mit Daumen und Zeige-/Mittelfinger der zweiten Hand die Finger umfassen **14** und vollständig ausstreichen kannst, vom Daumen bis zum kleinen Finger. Es tut gut, wenn du dabei ein wenig ziehst. Der Zug darf aber an den Fingergelenken nicht so heftig sein, dass es dabei knackt.

VIII. Abschluss

Danach legst du den Arm ab und führst das große Ausstreichen (**6** bis **9**, Seite 110) für den Arm noch dreimal aus. Decke den Arm mit dem Laken ab und wechsle zum zweiten Arm. Wiederhole dann alle Schritte für den zweiten Arm.

Häufige Fragen

Meine Massagepartnerin kann bei den Bewegungsgriffen der Arme überhaupt nicht loslassen. Statt zu entspannen, macht sie die Bewegungen selbst. Was bedeutet das?

Das ist nicht ungewöhnlich. Wenn man die Bewegungsgriffe das erste Mal erfährt, weiß man gar nicht so genau, wie das Loslassen der Arme geht. Die Arme sind es gewohnt, tätig zu sein und zu halten. Nun sollen sie loslassen und haben verlernt, wie das geht. Du kannst deine Massagepartnerin immer wieder daran erinnern, dass sie den Arm deinen Händen anvertrauen darf und sich auf das Ausatmen konzentriert. Ausatmen unterstützt das Loslassen. Du könntest auch zuerst die Arme massieren und die Bewegungsgriffe nochmals im Anschluss anwenden, da die Massage die Arme schon vorentspannt hat.

Bei der Massage der Hand und dem Ausmelken der Finger gluckerte der Bauch des Empfangenden, als hätte er seit Langem nichts gegessen, obwohl es vor zwei Stunden ein gutes Mittagessen gab. Hat das etwas mit der Massage zu tun?

Ja. Und es ist sogar ein gutes Zeichen! In den mehrere Meter langen Darmschlingen befindet sich auf der Innenseite eine ganz besondere Muskulatur, die sogenannte peristaltische Muskulatur. Wenn sie sich ringförmig zusammenzieht, wird der Nahrungsbrei bewegt und weiterbefördert. Dies löst das typische Geräusch des Bauchgluckerns aus. Man hat herausgefunden, dass die Peristaltik immer nur dann aktiv ist, wenn der Organismus in eine Ruhe- und Regenrationsphase übergeht, d. h. solange Aufmerksamkeit und Energie zum Handeln im Außen gebraucht werden, hält die Peristaltik einfach an. Das Bauchgluckern ist also ein positives Zeichen, dass die Massage bereits wirkt und der Organismus von relativer Anspannung in Richtung Wohlbefinden, Entspannung und Regeration übergegangen ist. Du kannst deinem Massagepartner sagen, dass sein Bauch gerne weiter vernehmbar gluckern darf.

Als ich mir nach dem ersten Arm die Wirkung beschreiben ließ, sagte die Empfangende: Der nicht massierte Arm läge wie ein Stein da und sei viel kleiner als der bereits behandelte. Habe ich etwas falsch gemacht?

→ Nein, du hast nichts falsch gemacht. Im Gegenteil. Der nicht massierte Arm fühlt sich im Gegensatz zu dem schon massierten Arm weniger lebendig und durchströmt an. Die Massage belebt und entspannt den Arm. Das gibt dem nicht behandelten Arm ein Gefühl von Nichtbeachtetsein und Nichtvorhandensein. Das Problem lässt sich leicht lösen, indem du den Arm auch massierst und dann wieder Feedback einholst. Du wirst staunen, was sich nun auch in diesem Arm verändert hat.

Die Rücken- und Beinmassagen fielen mir leicht. Bei der Massage der Arme komme ich mir total ungeschickt vor und ich befürchte, die Massagepartnerin merkt das auch. Woran liegt das?

→ Man hat Lieblingssegmente für die Massage und andere klappen nicht so gut – noch nicht. Möglicherweise ist das so bei dir, was die Arme angeht. Mit mehr Übung wirst du diese Unsicherheit verlieren. Frage deine Partnerin, wie sie die Massage empfunden hat, dann hast du Klarheit. Es ist gut möglich, dass nur du die Ungeschicklichkeit wahrgenommen hast und für deine Partnerin war alles gut.

Ich massiere bereits mit wenig Druck. Meine Partnerin möchte dennoch, dass ich noch leichter und langsamer massiere. Berühre ich dabei überhaupt noch Muskeln oder nur noch die Haut?

→ Für Massierende ist es ein gutes Training, auch hauchzarte Berührungen ausführen zu können. Bei sehr leichtem Aufdruck werden tatsächlich manchmal nur die Haut bzw. die ersten Schichten des Bindegewebes (Faszien) zwischen Haut und Muskulatur berührt. Es bestehen zahlreiche nervale und fasziale Beziehungen zwischen Haut, Bindegewebe und der darunter liegenden Muskulatur. Deshalb kann selbst eine zarte, oberflächliche Berührung eine Tiefenwirkung entfalten. Energetisch betrachtet gibt es Rück- und Wechselwirkungen: Die Energieleitbahnen (Meridiane) befinden sich häufig dicht unter der Hautoberfläche und können deshalb bereits bei sanfter Massage harmonisiert werden. Dies kann zudem positive Auswirkungen auf die Muskelspannung (Tonus) haben.

Körperbewusstsein
MEINEN ARMEN FREIE BEWEGUNG ERLAUBEN

Fast immer, wenn deine Arme in Bewegung sind, agieren sie zweck- und zielorientiert: Du willst oder brauchst etwas – dein Gehirn überträgt durch elektrische Impulse den Befehl zur Bewegung an die Muskulatur in den Armen und Händen und deine Arme und Hände erledigen den Auftrag. Ist das nicht wundervoll?

Diese Übung lenkt deine Aufmerksamkeit in eine etwas andere Richtung: Die Freiheit und Schönheit einer Bewegung in Arm und Hand, ohne damit ein Ziel erreichen zu müssen. Es dreht sich nicht um eine spezielle Gymnastik, die mit den Armen auszuführen ist. Vielmehr geht es darum, den Armen einmal zu gestatten, dass sie ganz sie selbst sein und sich spontan von Moment zu Moment bewegen dürfen. Freie Bewegung zu erlauben, ist eigentlich einfach und doch so wirkungsvoll. Indem du deinem Körper solche Bewegungen bewusst gestattest und mit deiner wachen Aufmerksamkeit dabei bleibst, kannst du viel darüber lernen, was deinem Körper guttut und wie er auf seine eigene intelligente Weise Dysbalancen ausgleichen kann. Als Dysbalancen bezeichnet man Ungleichgewichte und Spannungszustände, die sich z. B. zwischen linker und rechter Körperhälfte oder Vorder- und Rückseite eines Körpersegments unterschiedlich stark ausprägen. Viele Dysbalancen werden nicht bemerkt, manche prägen sich im Laufe der Zeit stärker aus und können muskuläre Verspannungen oder Schmerzen erzeugen.

Nimm dir 10–15 Minuten Zeit. Du kannst für diese Übung liegen, sitzen oder stehen. Schließe die Augen und lass deine Aufmerksamkeit zunächst zu einem Arm gehen. Spüre diesen Arm von der Schulter bis hinunter zu den Fingern. Dann gehe mit deiner Aufmerksamkeit zu der äußeren Grenze des Armes, deiner Haut. Nimm die Haut an deinem Arm wahr, überall dort, wo du sie spüren kannst. Spürst du die Kleidung und die Unterlage? Falls du nur ein T-Shirt trägst: Empfindest du die Luft auf deiner Haut als warm oder als kühl? Dann gehe noch ein Stück weiter und mach dir bewusst, dass um deinen Arm herum Raum ist. Viel Raum! In diesen Raum hinein kann sich dein Arm nun bewegen und entfalten.

Bleibe ganz präsent und achte auf die Bewegungsimpulse deines Armes. Erlaube dir, ihnen nachzugehen und sie auszudrücken. Die Bewegung ist somit frei. Es ist kein Ablauf vorgegeben und allein dein Arm bestimmt die Bewegung. Nach fünf bis zehn Minuten lässt du die Bewegung ausklingen und spürst nach. Wie fühlt sich der bewegte Arm an?

Nach der Nachspürzeit lenkst du deine Aufmerksamkeit auf den anderen Arm und gehst wie oben beschrieben vor. Achte darauf, dass der zweite Arm ganz eigene Bewegungsimpulse hat, die sich vermutlich von den Bewegungen des ersten Armes unterscheiden werden. Sei offen, auch für diesen Arm!

Anschließend erlaube die Bewegung in beiden Armen gleichzeitig. In dieser letzten Phase könnte es sein, dass sich deine Arme auch gegenseitig berührend erforschen. Gestatte dies.

Bauch

Der Bauchraum beherbergt die Verdauungs-, Ausscheidungs- und Fortpflanzungsorgane. Er ist rückseitig durch die Wirbelsäule, im oberen Bereich durch die Rippenbögen, an den unteren seitlichen Rändern durch die Beckenknochen und in der Mitte durch den Schambeinknochen begrenzt. Diese knöchernen Strukturen schützen den Bauchraum. Die Vorderseite des Bauches ist weich. Viele Menschen empfinden ihren Bauchraum als verletzlichen, manchmal auch als intimen Bereich.

Körpermitte und Kraftzentrum

Rein physiologisch betrachtet finden im Bauch die Umwandlungsprozesse von Nahrung in Energie statt. Der Bauchraum bildet die Körpermitte und ist ein energetisches Zentrum. In den asiatischen Bewegungskünsten wie Tai Chi und Qi Gong lernt der Schüler, sich von diesem Zentrum aus zu bewegen und zu handeln. Auch im Westen kennt man die Redensart »aus dem Bauch heraus handeln«, also intuitiv, spontan, emotional reagieren zu können.

Der Bauch – deine Körpermitte, dein Kraftzentrum. Du kannst bei einer Bauchmassage erleben, wie intensiv dein Bauch empfindet. Sich am Bauch berühren zu lassen, ist für viele eine Vertrauenssache. Es ist stärkend und aufbauend, durch eine Massage wieder in Kontakt mit dem eigenen Bauch und der inneren Mitte zu kommen. Du kannst dabei erfahren, dass du in deiner Mitte ruhen kannst und dort geborgen bist.

1 Anregungen für das Vorgespräch mit dem Massagepartner

- Wie empfindest du deinen Bauchraum?
- Hast du das Gefühl, er braucht Schutz?
- Nimmst du dir in deinem Leben Zeit, das zu verdauen, was du aufnimmst – körperlich und geistig?

»Ich mag meinen Bauch!« Wer das noch nicht von sich sagen kann, könnte es mit Hilfe der Massageerfahrung üben.

»Ich mag meinen Bauch!«

- Gefällt dir dein Bauch und nimmst du ihn so an, wie er ist?
- Gab es schon Operationen in deinem Bauchbereich? Falls ja, wie fühlt sich das Narbengewebe an? Ist es okay für dich, dort auch massiert zu werden?
- Manchmal wird gesagt, das »innere Kind« wohne im Bauch. Kannst du dir das vorstellen bzw. hast du einen Bezug zu dieser Aussage?
- Kennst du das Gefühl, in deiner Mitte zu ruhen?
- Bist du dir der Kraft bewusst, die dem Bauchzentrum innewohnen kann?
- Bist du jemand, der auch mal aus dem Bauch heraus entscheidet oder handelt?

2 ## Tipps

Bei einer Bauchmassage setzt oder stellst du dich auf die rechte Seite des Partners, der zwei Stunden vorher nichts mehr gegessen haben sollte. Ein leerer Bauch kann eine Massage besser genießen und auch dem Händedruck weicher nachgeben. Die Massagegriffe werden dann von deiner Position aus kreisend im Uhrzeigersinn ausgeführt, gemäß den Verdauungsprozessen im Darm. Du kannst über den Bauchnabel hinweg massieren. Achte darauf, mit den Fingern nicht direkt hinein zu drücken. *Bauchmassage ist eine Gelegenheit, den Atem bewusst zu spüren.* Bei der Bauchmassage lässt sich die Atembewegung des Empfangenden gut beobachten. Du kannst sehen, wie sich die Bauchdecke mit dem Einatmen nach oben wölbt und mit dem Ausatmen wieder zusammenzieht. Die Massage im Bereich des Bauches kann deinem Partner den eigenen Atem noch bewusster machen. Bei stressbedingten Spannungen im Bauch kannst du diesen Bereich sanft massieren. Sollte ein Mediziner jedoch für Bauchschmerzen eine organische Ursache diagnostiziert haben, darfst du nicht massieren. Ansonsten gelten auch für die Bauchmassage die bereits erwähnten Gegenanzeigen (siehe Seite 56).

Intuitiv aus dem Bauch entscheiden

MASSAGEABLAUF FÜR DEN BAUCH

Lade deinen Massagepartner ein, sich bequem auf den Rücken zu legen. Unterstütze bei Bedarf seine Knie etwas, z. B. mit einer Rolle oder mit Kissen.

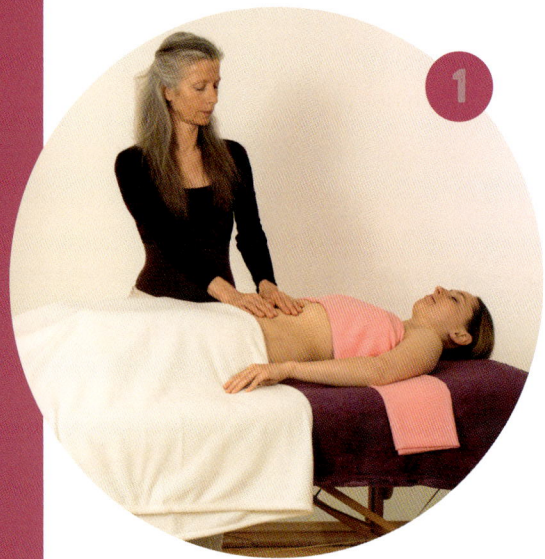

I. Ruhender Haltegriff: Bauchdecke

Stelle dich neben deinen Massagepartner und lege langsam beide Handflächen auf die Bauchdecke ❶. Spüre in deine Hände hinein und beobachte, wie diese von der Ein- und Ausatembewegung auf- und abbewegt werden ❷. Nach diesem Begrüßungsgriff decke den Körper auf. Der Brustkorb kann für die Dauer der Bauchmassage mit einem Tuch bedeckt bleiben.

Der Bauchraum reagiert positiv auf langsame Berührung oder aufliegende Hände. Beides hilft, in eine tiefe Entspannung zu gelangen. Du kannst deshalb zwischen den Massagetechniken deine Hände daher immer wieder für eine kurze Weile auf der Bauchdecke ruhen lassen, bevor du zur nächsten Technik übergehst. Auf diese Weise wechseln sich stimulierende und beruhigende Elemente stimmig ab.

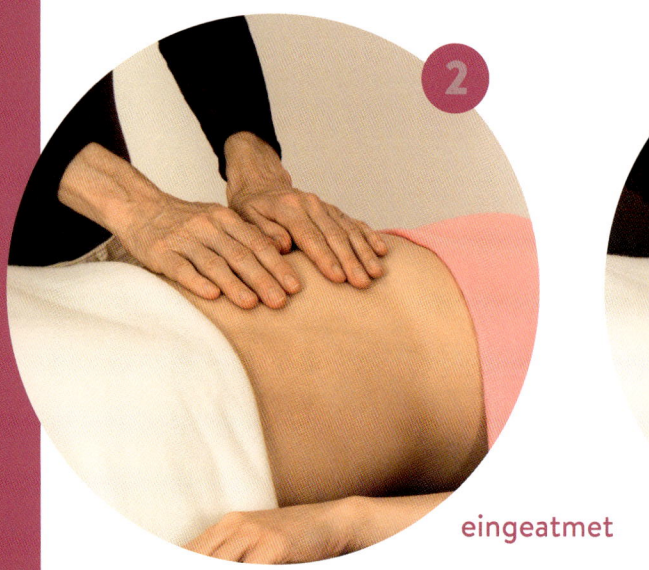

eingeatmet

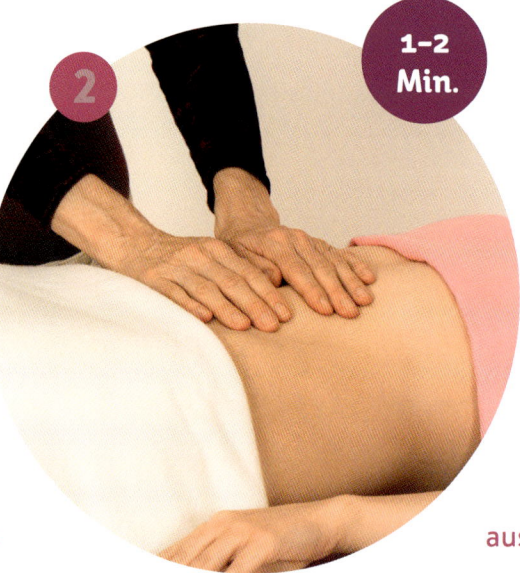

ausgeatmet

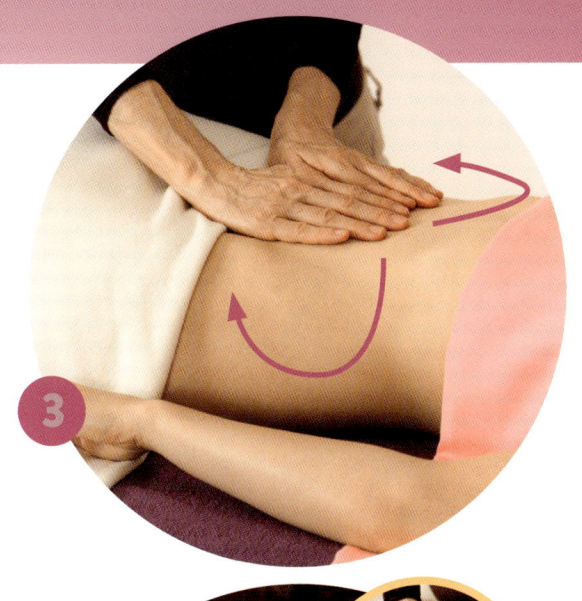

II. Begrüßungsgriff: Zwei Halbmonde

Trage behutsam, ohne viel Druck auszuüben, Massageöl oder -balsam in fließenden Bewegungen auf den Bauch des Partners auf. Lege beide Handflächen parallel auf den Bauch, so dass deine Fingerspitzen ❸ zum Kinn zeigen. Streiche dann in zwei spiegelverkehrten Halbkreisen ❹ sechsmal über die Bauchfläche, die unteren Rippenbögen und seitlich an den Außenseiten bis zum Becken hinunter.

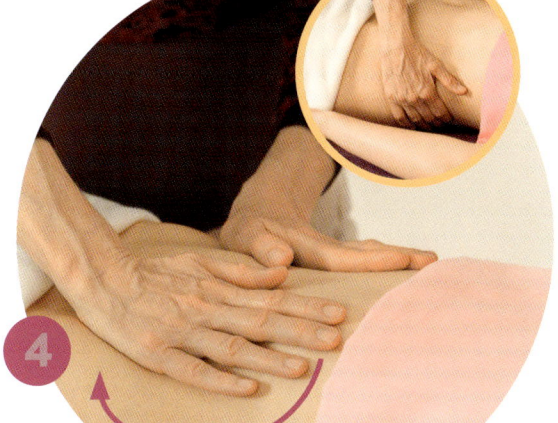

III. Große Kreise auf dem Bauch

Für diesen Griff lege eine Hand flach auf die andere ❺. Nur eine Handfläche ist in Kontakt mit dem Körper – die andere Hand unterstützt lediglich. Bewege nun deine Hände in einer Kreisbewegung, von dir aus gesehen im Uhrzeigersinn (❻ und ❼) – entsprechend dem Verlauf des Dickdarms –, über und um den Bauch herum. Wechsle zwischen großen und kleinen Kreisdurchmessern. Je langsamer du arbeitest, desto intensiver wird dieser Griff empfunden. Wende sechs kleinere und sechs größere Kreisbahnen an.

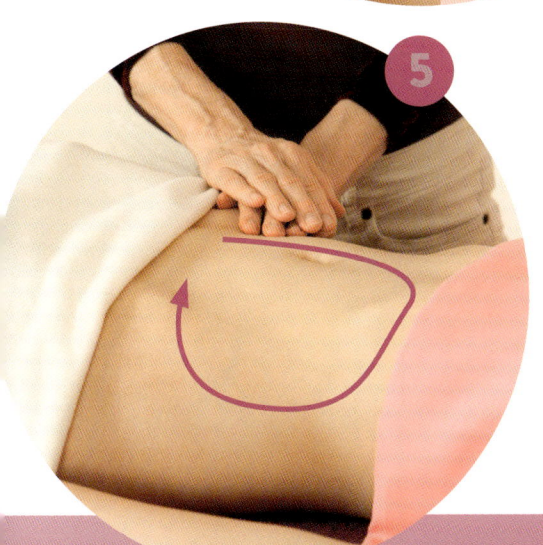

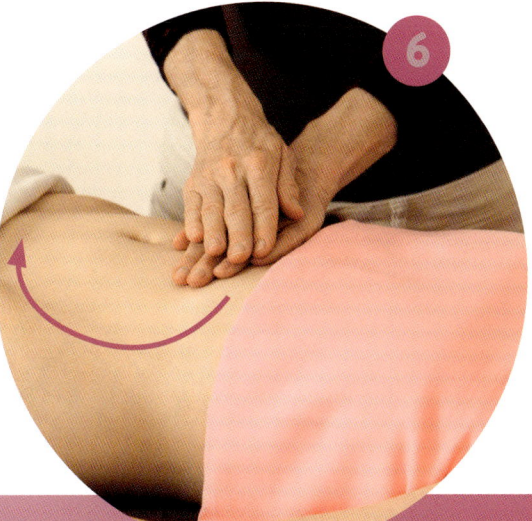

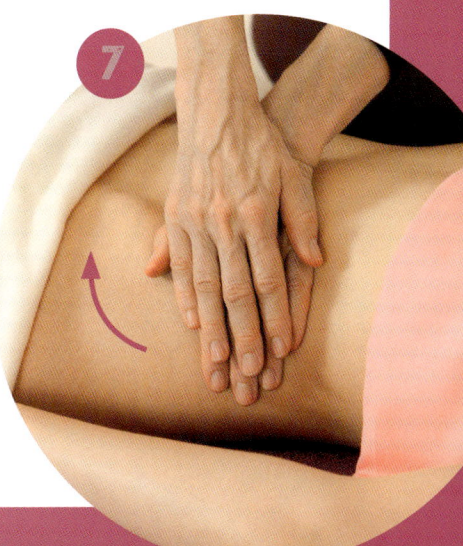

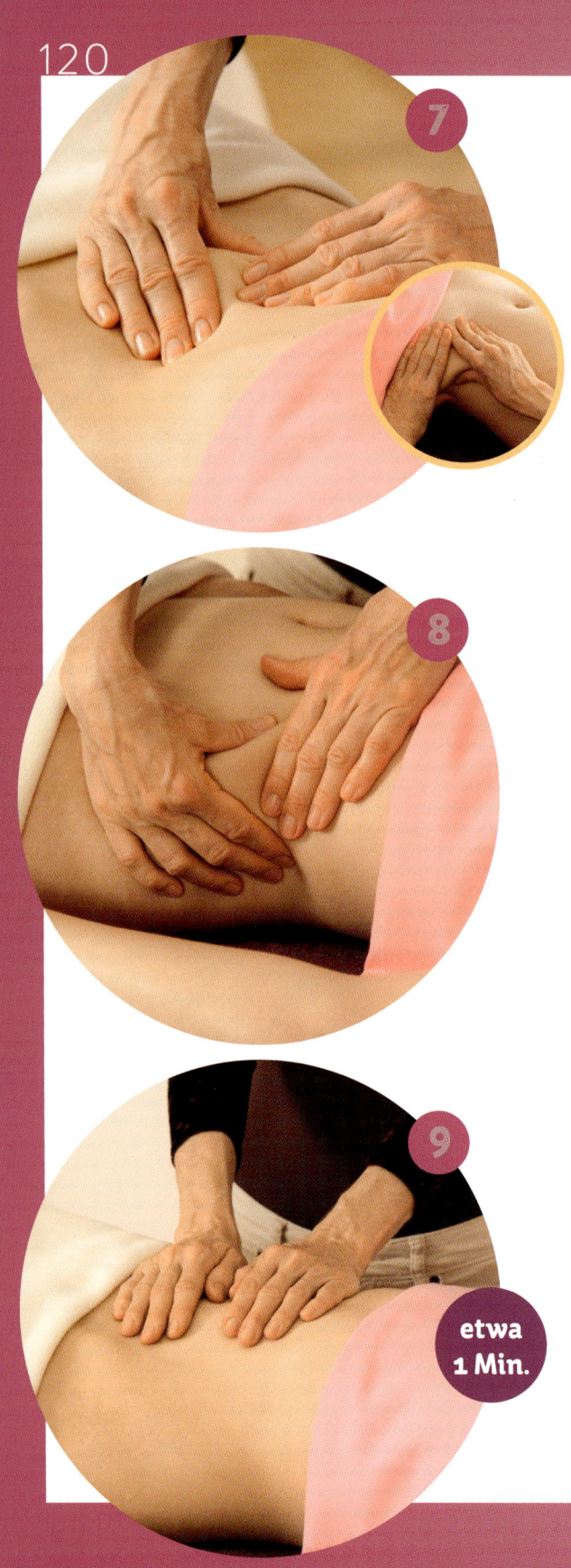

IV. Kneten

Knete die Bauchmuskulatur des Partners mit beiden Händen, die dabei abwechselnd zueinander greifen ❼. Zwischen Fingern und Daumen wird das Gewebe knetend hin und her geschoben. Beide Hände bleiben dabei in Kontakt mit dem Körper. Frage nach, wieviel Druck dabei als angenehm empfunden wird. Knete wiederum in Kreisbahnen im Uhrzeigersinn direkt auf dem Bauch. Bei langsamem Tempo kannst du dreimal, bei schnellerer Massage sechsmal solch eine Kreisbahn wiederholen. Danach lass das Kneten an die Außenseite des Rumpfes wandern und massiere mit dieser Technik auch seitlich am Beckenknochen ❽.

V. Abschlussgriff

Zum Abschluss lässt du aus dem Kneten einen Haltegriff werden, indem du das Tempo so sehr verlangsamst, bis die Hände in der Bauchmitte zur Ruhe kommen ❾. Nach einer Minute löst du den Kontakt, deckst den Massagepartner zu und gestattest eine Nachruhe.

etwa
1 Min.

Häufige Fragen

Beim Aufdecken des Bauches sehe ich eine Narbe. Wie gehe ich damit um?

→ Wenn die Narbe schon älter ist (z. B. sechs Monate), gut verheilt und nicht schmerzt, darf sie überstrichen werden. Kneten ist auch möglich, spitzer Druck über der Narbe ist zu vermeiden. Auf jeden Fall solltest du den Massagepartner darauf ansprechen und ihn fragen, ob er es angenehm findet, wenn du die Narbe mitberührst.

Die Massagepartnerin hat Angst, dass mir das Berühren ihres nicht ganz so schlanken Bauches unangenehm sein könnte. Wie reagiere ich auf ihre Bedenken?

→ Es zeugt von Vertrauen, dass sie dir das so offen sagt. Du kannst ihr sagen, dass es für dich in Ordnung ist, wenn es das auch wirklich ist, und dass sich größere Bäuche wunderbar massieren lassen. Wenn es ihr jedoch zu unangenehm ist, dann verzichtet auf die Bauchmassage.

Ich konnte gar keine Atembewegung im Bauchbereich sehen. Woran kann das liegen?

→ Viele Menschen atmen eher flach und dann siehst du kaum eine Atembewegung im Bauchraum. Um die Bauchatmung einzuladen, kannst du einen Haltegriff auf dem Bauch ausführen und deine Partnerin bitten, einmal ganz bewusst und etwas tiefer in den Bauchraum zu atmen. Beim Ausatmen darf sie entspannen und loslassen. Übt dies viermal. Dann sage deiner Partnerin, dass sie wieder normal atmen möge und ihren Atem beobachten kann, wie er von alleine kommt und wieder ausströmt. Du kannst nun sehen, wie sich die Atembewegung durch diese Übung vertieft hat und die Bewegung des Atems im Bauchraum deutlicher zu sehen ist. Frage deine Partnerin, wie es sich anfühlt, wenn der Atem tiefer geht. Die meisten Menschen werden diese Frage positiv beantworten. Du kannst diese Übung ein- bis zweimal in eine Massage einbauen.

Der Massagepartner kann sehr viel Druck beim Kneten des Bauches vertragen. Mir wird dabei ganz mulmig zumute. Kann man bei druckfester Massage im Bauchbereich wirklich nichts verletzen?

→ Ist dein Partner gesund und hat keinerlei Schmerz oder Unbehagen im Bauchraum, so darfst du fester drücken in Absprache mit dem Empfangenden. Beachte, dass du im Bereich der Blase – sie befindet sich im oberen Randbereich des Schambeinknochens – und des Magens – er befindet sich im Bereich der Brustbeinspitze – nicht fest drückst. Niemand würde das als angenehm empfinden. Wichtig ist, dass du auch auf dein Gefühl achtest. Ist es dir unwohl, tiefer in den Bauch zu kneten, so mache dies nicht und sage, dass du dich damit nicht wohl fühlst und als Laienbehandler es auch nicht einschätzen kannst, ob du das richtig machst. Das darfst du!

Meine Massagepartnerin hatte plötzlich eine Träne in den Augen, als ich den Bauch berührte. Im Vorgespräch war sie noch guter Laune. Wie kann ein Stimmungswandel so schnell geschehen?

→ Die Träne muss nicht bedeuten, dass ihre gute Laune vorbei ist. Die Träne könnte bedeuten, dass sie sich berührt und gut aufgehoben fühlt. Manche Träne fließt aus Wohlgefühl und einem Gefühl, tief berührt worden zu sein. Man spricht ja auch von Glücks- oder Freudentränen. Manches Mal fließt auch eine Träne aus den Augen, weil das Lymphsystem und die Tränenflüssigkeit angeregt wurden. Und es gibt die Situation, wo die Emotion der Traurigkeit hochkommt. Wie kannst du damit umgehen? Du könntest es einfach bemerken und weitermassieren oder du kannst es ansprechen und fragen: Wie geht es dir gerade? Ist es stimmig für dich, dass ich mit der Massage fortfahre?

Körperbewusstsein
EINE MEDITATION, UM DEN ATEMRAUM ZU ENTDECKEN

Lege dich bequem auf den Rücken und lass das Gewicht von Armen, Beinen, Rumpf und Kopf in die Unterlage sinken. Du kannst unterstützend Kissen unter die Knie legen. Stell dir vor, wie dein Körper vom Boden getragen wird und alle Schwere nach unten abgegeben werden kann. Schließe die Augen und lege dir ein Kissen auf den Bauch. Es sollte ein angenehmes Gewicht haben, das du jedoch deutlich spüren kannst. Dehne mit dem Einatmen deinen Bauchraum so weit, dass das Kissen hochgehoben wird. Das mag zunächst etwas anstrengend sein, hilft dir jedoch, dein Atemvolumen zu vergrößern. Mit dem Ausatmen entspanne und spüre dabei, wie das Kissen mit deiner Bauchdecke wieder hinuntersinkt. Nach etwa zehn Wiederholungen kannst du die Bemühung, besonders tief in den Bauch zu atmen, loslassen. Die Aufmerksamkeit lässt du jedoch für einige Minuten weiterhin bei den Empfindungen, die die Atembewegung im Bauchraum auslöst. Im nächsten Schritt widmest du dich mehr der Atembewegung im Brustkorb. Lege dafür das Kissen auf deine Brust. Nimm langsame und tiefe Atemzüge, lasse deinen Brustkorb dabei immer weiter werden. Diese Ausdehnung wirst du auch in den Rippenflanken und bis zum Schlüsselbein spüren. Auch der obere Rücken wird sich bei dieser tiefen Brustatmung spürbar in die Unterlage hineindrücken. Nimm dabei auch wahr, wie sich die Rippenzwischenräume aufdehnen. Nach etwa zehn Wiederholungen kannst du auch diese Bemühung, die Brustkorbatmung zu intensivieren, wieder loslassen.

Nun kannst du das Kissen beiseite legen. Spüre nach, ob du eine oder beide Hände auf Bauch oder Brustkorb legen möchtest oder die Hände besser seitlich am Körper ruhen. Durch das aktive, tiefere Einatmen hast du deine Atemmuskulatur stimuliert und die inneren Atemräume geweitet. Dein Atem darf jetzt weiter in dich einströmen, ohne dass du eingreifst oder den Vorgang bewusst unterstützt. Nimm dir jedoch vor, mit deiner Aufmerksamkeit diese natürliche Atembewegung im Bauch- und oder Brustraum weiterhin bewusst zu beobachten. Für den Fall, dass sich Aufatmer (Seufzer) oder Gähnen einstellen, gestatte dies. Wenn du diese Übung regelmäßig machst, wirst du bemerken, dass die Zwischenrippenmuskeln flexibler und dehnbarer werden und sich dein Atemraum – und damit auch das Atemvolumen – erweitert. Als zusätzlicher Nutzen wird sich deine natürliche Bauchatmung öfters einstellen.

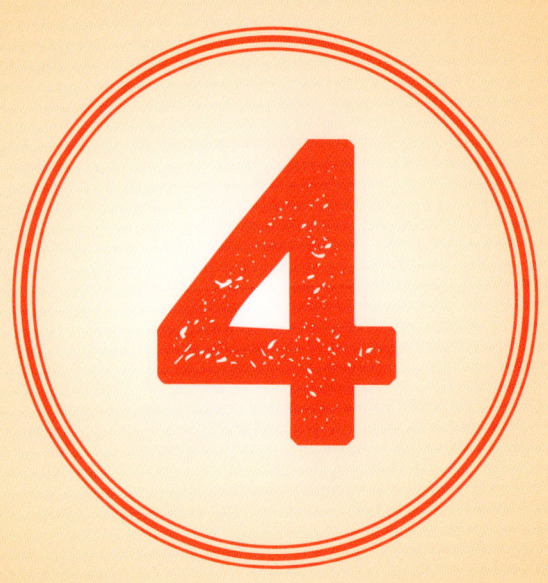

DIE
TOUCHLIFE
METHODE

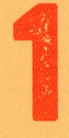

TouchLife – das Leben berühren

Basierend auf unseren Ausbildungen und der praktischen Erfahrung unserer Arbeit mit vielen Klienten, die wir in unserer Privatpraxis für Massage und Therapie 1984–1989 behandelten, entwickelten wir diese ganzheitliche Methode und gaben ihr den Namen TouchLife. Unsere englische Wortschöpfung »TouchLife« besitzt zwei Bedeutungen: Wenn man Touch als Verb sieht, so ist TouchLife als Aufforderung »Berühre das Leben« zu verstehen. Wird Touch zum Substantiv, ergibt sich sinngemäß »Berührung des Lebens«. Dass wir beide Worte zusammenschreiben, zeigt, worum es uns bei der Berührung geht: Distanz und Trennung können bewusst erlebt und aufgelöst werden, wodurch Nähe und Einheit entstehen können. Jedes Mal, wenn man einen anderen Menschen berührt, öffnet sich dieser Erlebnisbereich. Seit 1989 wird die TouchLife Massage von uns sowie von zertifizierten Massage-Lehrern und -Lehrerinnen unterrichtet.

Die Lebendigkeit von uns Menschen ist ohne Berührung und die Qualität dieses zwischenmenschlichen Kontaktes nicht denkbar. Vom Moment der Zeugung, über die Entwicklung des Embryos in der Gebärmutter, seiner Geburt (eine der stärksten Berührungserfahrungen) und seine weiteren Entwicklungsstufen, ist immer wieder die Berührung das zentrale Wachstumsprinzip: Wird der Mensch berührt, verändert er sich. Und auch der Umkehrschluss stimmt: Was der Mensch berührt, verändert er.

Die Kunst der achtsamen Massage

TOUCHLIFE FÜR WOHLBEFINDEN, ENTSPANNUNG UND KÖRPERBEWUSSTSEIN

Wenn sich zum Beispiel zwei Menschen während einer Massage berühren, setzt auf körperlicher und geistiger Ebene ein dynamischer Prozess ein, der in beide Richtungen wirkt. Manchmal, wenn alle Vorzeichen stimmen, Vertrauen da ist und die innere Führung es will, fühlt es sich so an, als ob in der Berührung selbst die Antworten auf alle Fragen lägen, die man sich immer gestellt hat. Solche Momente lassen sich nicht erzwingen. Sie können dann entstehen, wenn sich Menschen mit offenem Herzen, in gegenseitigem Respekt und Achtsamkeit begegnen.

DIE KUNST DER ACHTSAMEN MASSAGE

Die TouchLife Massagemethode ruht auf den folgenden fünf Pfeilern, die ab Seite 128 weiter ausgeführt werden:

- Massagetechniken
- Gespräch
- Energieausgleich
- Atem
- Achtsamkeit

Durch gleichzeitige Berücksichtigung dieser fünf Pfeiler wird aus einem einfachen »Anfassen« eines Körpers die ganzheitliche Massage, bei der Körper und Geist »berührt« werden. Dadurch kann eine Massage tiefenwirksam sein, ohne weh zu tun, und das Körperbewusstsein kann sich entwickeln. Eine Erfahrung, die Gesundheit und Genuss miteinander verbindet.

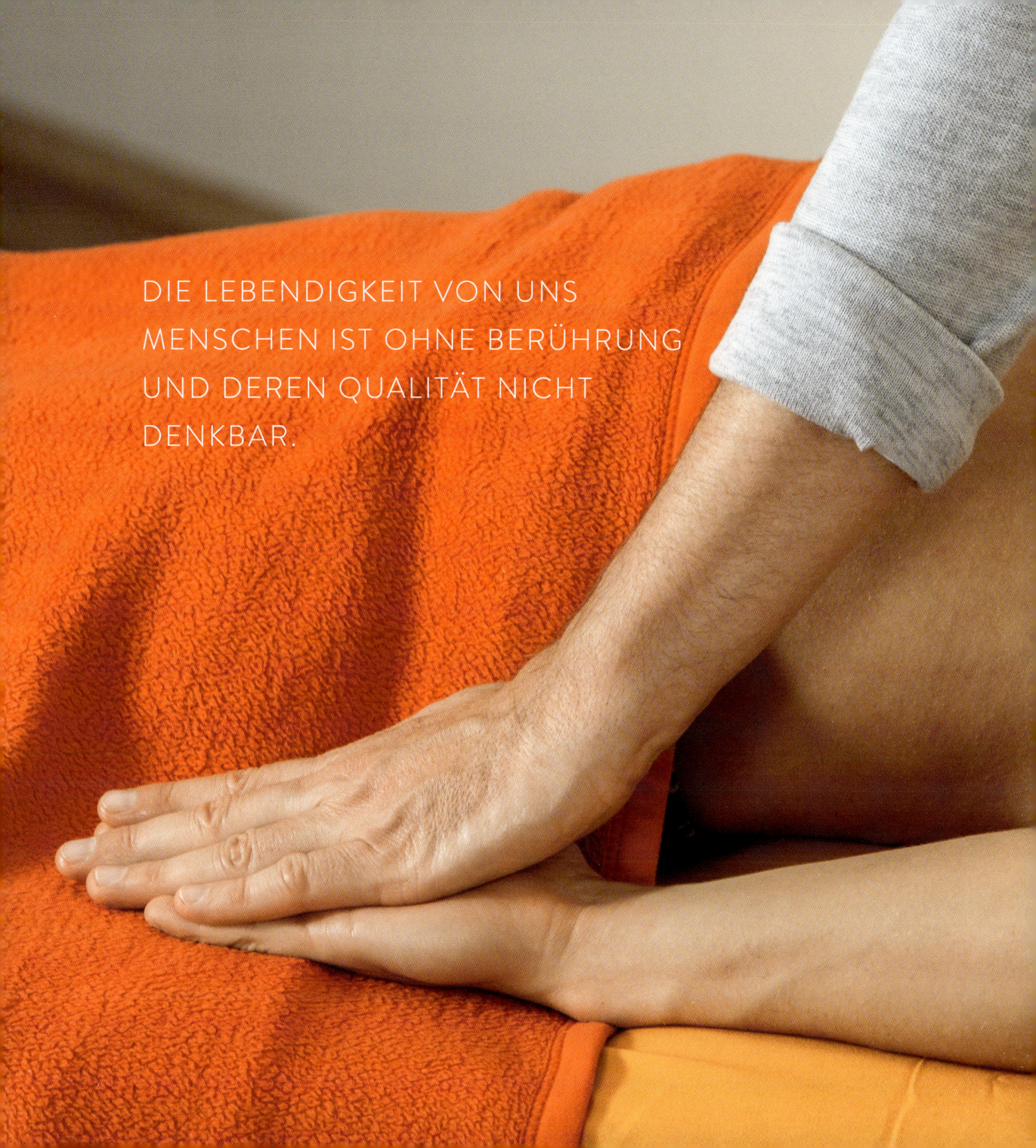

DIE LEBENDIGKEIT VON UNS MENSCHEN IST OHNE BERÜHRUNG UND DEREN QUALITÄT NICHT DENKBAR.

2 Studien über die Wirksamkeit komplementärer Methoden

KOMPLEMENTÄRER, GANZHEITLICHER ANSATZ

2010 erhielt die TouchLife-Schule die Einladung der Steinbeis-Hochschule Berlin, sich in das Studienprojekt »Bachelor of Science für Komplementärtherapie in der Vertiefungsrichtung TouchLife« zu integrieren. Mit dieser Kooperation unterstützt die TouchLife-Schule die wissenschaftliche Untersuchung komplementärer, also die Schulmedizin ergänzender Methoden. Unter dem Dach der Hochschule begleiten wir verschiedene Studien zur Erforschung der Auswirkung dieser Methode. Eine Fragestellung untersucht die Stressreduktion durch TouchLife Massagen bei Pflegepersonal. Eine andere Studie betrachtet, wie sich TouchLife Massage am Arbeitsplatz als Baustein einer innerbetrieblichen Gesundheitsvorsorge auswirkt. Eine weitere beschäftigt sich damit, ob und wie sich regelmäßige TouchLife Massagen auf das Wohlbefinden von Menschen ab 65 Jahren auswirken. Zudem läuft eine Studie mit über 100 Teilnehmern, die erforscht, welche Auswirkungen TouchLife Behandlungen im Rahmen eines körperorientierten Coachings auf Vitalität, Selbstakzeptanz, Körperkontakt und Körperwahrnehmung haben. Die Ergebnisse dieser wissenschaftlichen Arbeiten werden u. a. auf der Website www.touchlife.de veröffentlicht.

Wirkung durch Studien belegt

3 Die fünf Pfeiler der Methode

1 Massagetechniken – Haut, Muskeln und Knochen begreifen

Rund einhundert Massagegriffe, Lockerungs- und Akupressurtechniken gehören zum Grundrepertoire. Sie ermöglichen dem TouchLife Praktiker sowohl eine ruhige, sanfte Massage, als auch eine dynamische, druckfestere Massage anzubieten. Diese speziellen Massagegriffe sind in geordneten, harmonischen Abläufen zusammengefasst und beziehen sich auf Körpersegmente oder Kombinationen davon. Auch die Ganzkörpermassage ist Teil des Spektrums.

Die verschiedenen Massagetechniken bewegen und dehnen die Muskeln und aktivieren bzw. regulieren diese dadurch auch auf Zellebene. Sie helfen ihnen, zu ihrer natürlichen, gesunden Flexibilität zurückzufinden, ohne dass die Muskulatur dabei selbst in das Wechselspiel von Anspannung und Entspannung gehen muss. Das macht die Massage für jeden zu einem neuen Erlebnis: Obwohl man ganz passiv ist, erfährt man intensive körperliche Empfindungen.

Auch wenn in die Abläufe Griffe einfließen, die aus der klassischen, medizinischen Massage bekannt sind, so ist die TouchLife Methode doch anders ausgerichtet. Medizinische Masseure führen die Kurzbehandlungen, wegen derer sich ihre Patienten mit einer Rezeptverordnung vom Arzt an sie wenden, in aller Regel in Kombination mit Wärme-, Kälte- oder Elektroanwendungen aus. Die Massagezeit wird dabei seitens der Krankenkassen mit circa zwölf Minuten vorgegeben.

Die TouchLife Massage hingegen definiert sich als »Massage für das Wohlbefinden« und ordnet sich

> *Massage: aktiviert werden, während man passiv ist*

bei den komplementären, ganzheitlichen Methoden ein. Ärzte können TouchLife Massagen nicht auf Rezept verordnen. Aus diesem Grund kann sich die TouchLife Massage aus dem engen Korsett befreien, das die Massagekunst, wenn sie als Regelleistung des medizinischen Betriebs erfolgt, ziemlich einengt. Auf physikalische Ergänzungsbehandlungen (Wärme, Kälte, Elektro) wird bei TouchLife verzichtet. Dafür ist aber die reine Massagezeit mit etwa 60 Minuten wesentlich länger, sodass ganz andere Kombinationen möglich sind. Vor allem ist genügend Zeit da, um die Druckintensität und das Tempo der Massage allmählich zu steigern. Dadurch muss sie nicht im Schnelldurchlauf mit einem Stakkato erfolgen, sondern darf sich fließend und harmonisch entfalten. Und der Klient entscheidet selbst, auf welche Körpersegmente sich die Massage konzentrieren soll. Auch aus diesem Grund ist die Gesprächszeit immer Teil der Sitzung.

2 Gespräch – Worte unterstützen die Entspannung

Jede TouchLife Massage beinhaltet ein Vor- und Nachgespräch. Dadurch dauert ein üblicher Behandlungstermin einschließlich der einstündigen, reinen Massagezeit 90 Minuten.

Das Vorgespräch thematisiert das aktuelle Befinden und dient vor allem dazu, dass der Klient aus der Vielzahl der möglichen Behandlungsmuster (Körpersegmente), die ihm die TouchLife Methode bietet, eine Auswahl trifft. Er entscheidet selbst über das spezielle Massagethema seiner Massagestunde. Massage ist die Sprache der Berührung und kommt

daher auch gut ohne Worte aus. Dennoch kann einfühlsam und an der richtigen Stelle Gesprochenes das Erlebnis der Massage intensivieren, die Entspannung vertiefen und helfen, Störungen zu vermeiden. Allgemeine oder oberflächliche Gesprächsthemen – Wetter, Sport, Reiseziele etc. – werden dabei jedoch ausgeklammert, denn sie zerstreuen die Aufmerksamkeit und verhindern, dass

> *Klienten entscheiden mit*

Fokussierung auf das Wesentliche

man sich auf die Erfahrung der Berührung wirklich einlassen kann. Der Klient lernt, sich auf seinen Körper einzustimmen und die vielen verschiedenen Empfindungen immer präziser wahrzunehmen, die durch eine Massage angesprochen werden. Auch der Behandler arbeitet konzentriert, um die Massage in Druck, Tempo und Griffauswahl an den richtigen Stellen für den Klienten abzustimmen.

Im Anschluss an die Massage, nachdem der Empfangende geruht und sich wieder angekleidet hat, gibt der Behandler durch Nachfragen – »Was hat Ihnen Ihr Körper heute gezeigt?« – nochmals Gelegenheit zur Mitteilung. Möglicherweise ist sich der Klient in den entspannten Phasen der Behandlung über Dinge klar geworden, die er durch eine in Wort gefasste Erinnerung daran bezeugen und somit verankern kann. Im Bewusstmachen von äußeren und inneren Haltungen sehen wir einen wertvollen Lernprozess durch die TouchLife Massage, da sie sich der Bewusstheit für Körper und Geist widmet. In den Gesprächszeiten vor und nach der Massage arbeiten TouchLife Praktiker vor allem mit dem aktiven Zuhören.[1] Diese Gesprächstechnik würdigt in einer wohlwollenden, wertschätzenden und empathischen Haltung das, was der Klient von sich beschreiben kann und mag. TouchLife Praktiker lernen in ihrer Grundausbildung auch, die Grenzen ihrer Kompetenzen einzuhalten. TouchLife Praktiker sind keine Psychotherapeuten und therapieren daher den Klienten nicht. Für den Fall, dass Klienten Probleme schildern, welche die Zuständigkeit des Behandlers überschreiten, empfehlen TouchLife Praktiker Klienten zur Weiterbehandlung an Dritte.

Ermunterung ohne Druck, Zuhören ohne Bewertung

---

1 *Die Methode des aktiven Zuhörens wurde vom US-amerikanischen Psychologen und Psychotherapeuten Carl Rogers eingeführt, einem Vertreter der Humanistischen Psychologie, der in den 1950er Jahren die klientenzentrierte Gesprächspsychotherapie entwickelte.*

3 Energieausgleich – Stagnation kommt ins Fließen

Energie fließt, sie ist die Bewegung des Lebens.
Die Quantenphysik lehrt uns, dass auch die scheinbar undurchdringliche, harte Materie tatsächlich »schwingt« und aus Energie besteht. Ob man für die feineren Energien des Körpers nun sensitiv ist oder nicht, so betrifft doch jede Massage unweigerlich auch die Energieebene, denn in jeder lebendigen Zelle unseres Körpers fließt Lebensenergie. Eine Berührung zwischen zwei Menschen ist zusätzlich immer eine Begegnung zweier Energiesysteme.

Ruhende Haltegriffe

Der einfachste Massagegriff ist das ruhige Auflegen einer Hand. Die spürbare Wirkung wird hierbei nicht durch Druck, Streichen oder andere physische Manipulationen erzielt. Zu Beginn einer Massage werden die ruhenden Hände bei TouchLife als »Kontaktaufnahme« bezeichnet. Am Ende der Massage dienen sie dem Nachspüren, Integrieren und als sanfter Abschied – sie werden daher »Abschlussgriff« genannt. Wenn die Hände auf dem Körper ruhen, geschieht zwar nach außen hin wenig, der Empfangende nimmt in diesem ruhigen Kontakt jedoch häufig das Schwingen und Pulsieren seiner eigenen Lebendigkeit wahr – ein gleichermaßen vitalisierendes und beruhigendes Erlebnis.

Die energetische Sichtweise denkt vernetzt und betrachtet das Zusammenfließen der Kräfte. Auf energetischer Ebene ist ein Organismus ständig bestrebt, das dynamische Gleichgewicht der Kräfte herzustellen. Dabei entstehen Qualitäten, die man als Fülle und Leere beschreiben kann. Manchmal ist die rechte Körperhälfte dominant, die linke zurückgezogen, der Kopf ist heiß, die Füße kalt. Manchmal blockiert zu viel Energie den Rücken, die dann auf der Vorderseite, z. B. im Bauch, als dynamische Kraft für das sogenannte Verdauungsfeuer fehlt. Diese polaren Zustände werden bei TouchLife in Beziehung gebracht durch gezielte Griffauswahl und die entsprechenden Behandlungsmuster (Kombinationen), um einen Ausgleich zu fördern und das natürliche Gleichgewicht wiederzufinden. TouchLife Praktiker verstehen sich dabei nicht als Heiler, die Energie spenden oder übertragen. Vielmehr erhält der Organismus durch die richtige Berührung genau das Feedback und jene Impulse, die er benötigt, um die körpereigenen Prozesse wieder in Gang zu setzen, die zu Ausgleich und Balance führen.

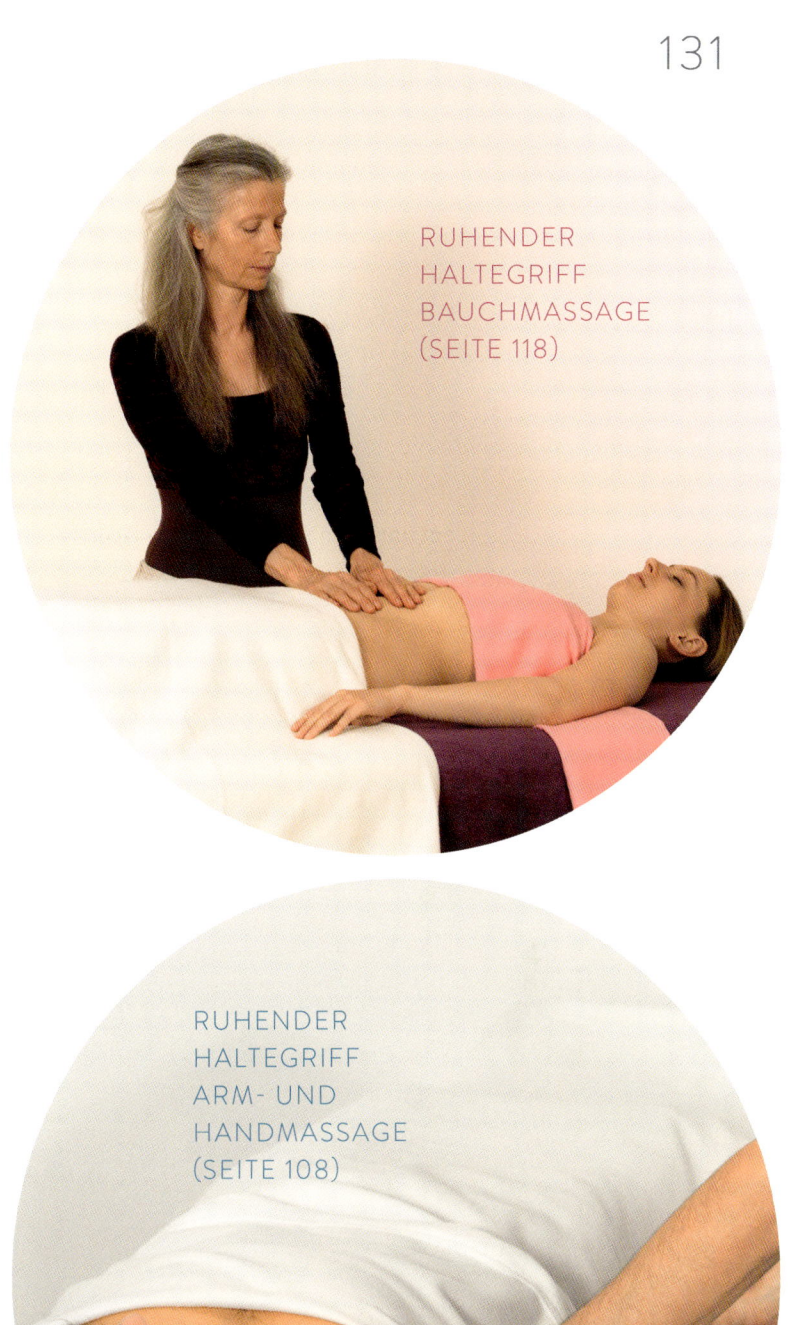

RUHENDER HALTEGRIFF BAUCHMASSAGE (SEITE 118)

RUHENDER HALTEGRIFF ARM- UND HANDMASSAGE (SEITE 108)

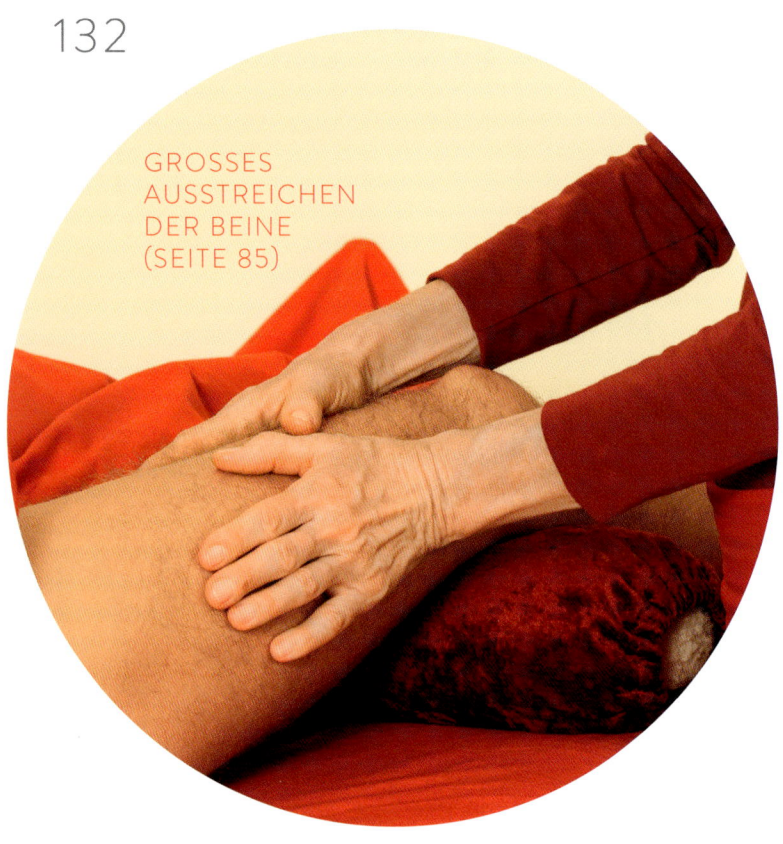

GROSSES
AUSSTREICHEN
DER BEINE
(SEITE 85)

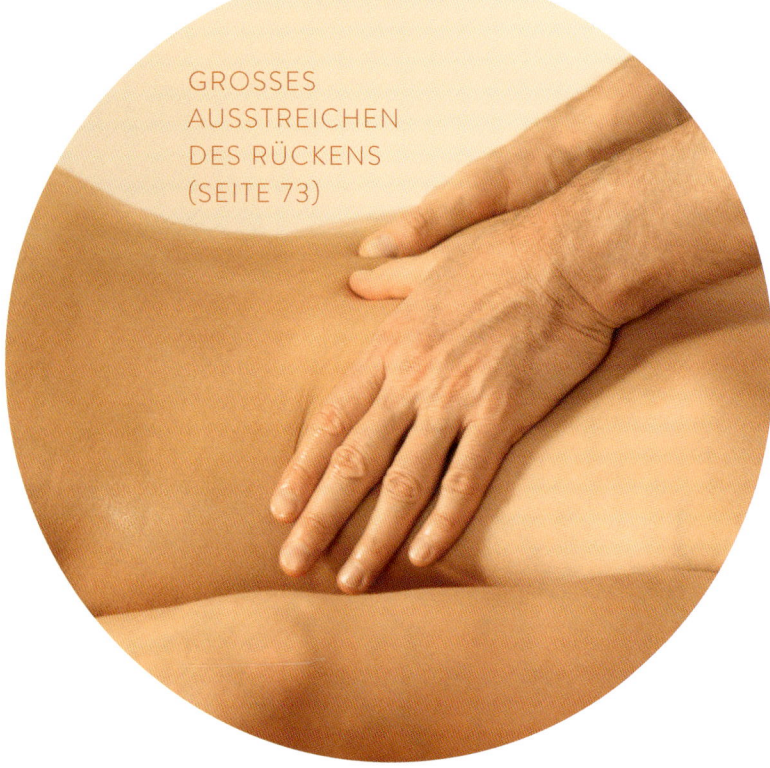

GROSSES
AUSSTREICHEN
DES RÜCKENS
(SEITE 73)

Ausstreichungen

Sehr wichtig bei der TouchLife Massage sind die sogenannten Ausstreichungen. Dabei streicht eine Hand – oder beide Hände gleichzeitig – mit vollem und gleichmäßigem Hautkontakt von einer Stelle des Körpers in gleichbleibendem Tempo und mit gleichem Druck zu einem der »fünf Ausgänge« des Körpers: Entweder bis zu einer Hand, einem Fuß oder über die höchste Stelle des Kopfes (Scheitelpunkt/Fontanelle).

Man empfindet diese Technik als lösend, befreiend, ausgleichend und den gesamten Körper beruhigend. Die Hände passen sich dabei weich und mit mittlerem Druck den Körperformen an. Dadurch sind Ausstreichungen nie schmerzhaft, sondern im Gegenteil wunderbar entspannende und wohltuende Massagegriffe. Ausstreichungen stellen eine Verbindung zwischen einzelnen verspannten Punkten und den angrenzenden Körperteilen her. Darüber hinaus zeigen sie möglichen Energiestaus einen Weg, wie sie sich verteilen und auflösen können. Ausstreichungen sind zudem der angenehmste Weg, die Hände vom Körper des Behandelten sanft zu lösen, da der Abschluss über einen der fünf Ausgänge nicht abrupt als Bruch oder Abreißen des Kontaktes empfunden wird.

4 Atem – Ein entspannter Atemfluss ist natürliche Lebendigkeit

Das volle Atempotenzial wird in der Atembewegung dann ausgeschöpft, wenn Bauch-, Flanken- und Brustatmung gleichermaßen beteiligt sind.
So füllen sich beim Einatmen die Lungen zur Gänze mit Sauerstoff und beim Ausatmen wird verbrauchte Atemluft komplett entlassen. Die in den Lungen benötigte Restatemluft wird durch diese vollständige Atmung ständig erneuert. Die Erfahrung, gänzlich eingeatmet zu haben, wird auch als *Atemhöhe* bezeichnet, ein kurzer Moment, in dem der dynamische Lebensrhythmus scheinbar anhält. Nach dem Ausatmen entsteht häufig ganz von alleine eine kurze Pause, die *Atemruhe,* bevor der Körper völlig von selbst die nächste Einatemphase beginnt.

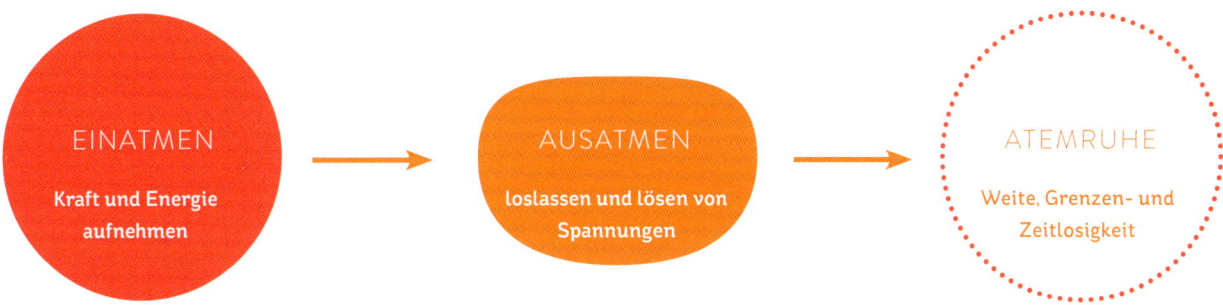

EINATMEN

Kraft und Energie aufnehmen

AUSATMEN

loslassen und lösen von Spannungen

ATEMRUHE

Weite, Grenzen- und Zeitlosigkeit

Atem als Geschenk des Lebens erfahren

Warum ist eine gleichsam gelassene wie vollständige Atembewegung so wichtig? Weil sich über den Atem in seiner *Ausatemphase* Spannungen lösen lassen. In der *Einatemphase* werden Energie und Kraft aufgeladen, in der *Atemruhe* werden Zeitlosigkeit und Weite erfahrbar. All dies geschieht auf natürliche Weise, ohne Nebenwirkungen. Massage und Atemvertiefung gehen im Idealfall Hand in Hand – das eine intensiviert das andere. Geschieht dies, wird die Massage als ausgleichend und erfüllend empfunden und ein energetisches Strömen stellt sich ein. Wenn der Klient erfahren hat, dass sein Atem jederzeit einen Zugang zum Körperbewusstsein ermöglicht, kann er diese Erkenntnis auch im Alltag nutzen.

Erfahrene TouchLife Praktiker sehen deshalb ihre Aufgabe zusätzlich zu den präzise ausgeführten Techniken auch darin, den Klienten wieder mit seinem eigenen Atem vertraut zu machen, ihn damit zu verbinden und ihn behutsam zu einer tieferen und vollständigeren Atmung zu führen. Dies geschieht unter anderem durch die Abstimmung von Druck und Massagerhythmus auf den Atemrhythmus des Klienten und auch dadurch, dass man ihn auf seinen Atem anspricht, die Aufmerksamkeit durch sanfte Anweisungen darauf ausrichtet. Unter Einbeziehung des Atems wird die Massage intensiver empfunden, die Entspannung vertieft sich und man kann inneren Frieden erleben.

Den Menschen wieder mit seinem Atem verbinden

5 Achtsamkeit – Die Einzigartigkeit jedes Menschen achten

Die Fähigkeit, konzentriert und offen bei einer Tätigkeit zu verweilen, sich in sie richtiggehend zu versenken, ist das Ergebnis stetigen Lernens, geistiger Entwicklung und einer klaren Entscheidung dafür. Für ganzheitliche Massagebehandler ist Achtsamkeit das Leitmotiv, weil durch sie alle anderen Techniken verfeinert werden: Die Massage wird einfühlsamer und mit mehr Fingerspitzengefühl ausgeführt. Im Gespräch hört man auch die Botschaft zwischen den Worten.

Durch Achtsamkeit entwickelt sich das Feingefühl für Energie und die Intuition beginnt, die Hände zu den richtigen Stellen zu lenken. Nur durch Achtsamkeit gelingt es, den Atem bewusst wahrzunehmen und die Massage auf ihn einzustellen.

Achtsamkeit ist die Grundlage von Bewusstheit für Körper und Geist. Auf die Massage bezogen bedeutet das, die Empfangende nicht in eine vorgegebene Richtung zu drängen, sondern daran zu denken, dass jeder Mensch einen einzigartigen Weg geht und es alleine in seiner Verantwortung liegt, den Zeitpunkt, die Geschwindigkeit und Länge seiner Schritte zu bemessen, die er für die nächste Etappe jenes Weges für angemessen hält.

Es ist etwas Besonderes, wenn ein Mensch sich hinlegt und gestattet, von einem anderen Menschen berührt zu werden. Darin liegt ein Akt der vertrauensvollen Hingabe, den jeder Behandler zu achten hat. Denn er öffnet einen Raum für die Empfangenden, der es ihnen ermöglicht, eben jene Achtsamkeit für ihren Körper, für ihr Fühlen und Denken zu entwickeln. Auf diese Weise wird wahrhaftiger Transformation der Boden bereitet. Achtsamkeit kann darüber hinaus den Menschen das reine, also nicht aktiv eingreifende, Beobachten lehren und die damit einhergehende Stille des Geistes für sie bewusst erfahrbar machen.

> Achtsame Einstellung für intuitiv richtiges Handeln

> Der Stille des Geistes Raum geben

Häufige Fragen

Was bedeutet »ganzheitlich«?

→ Es bedeutet, sich als Körper-Geist-Seelen-Einheit zu begreifen, also Vorgänge und Haltungen des Körpers nicht von den gedanklichen und emotionalen Ebenen zu trennen. Der Körper ist die Manifestation unseres geistigen Wesens, das durch ihn hier und jetzt berührbar wird. Lernen wir, seine Sprache zu verstehen, wird er zum wertvollen Lehrer in unserem Leben.

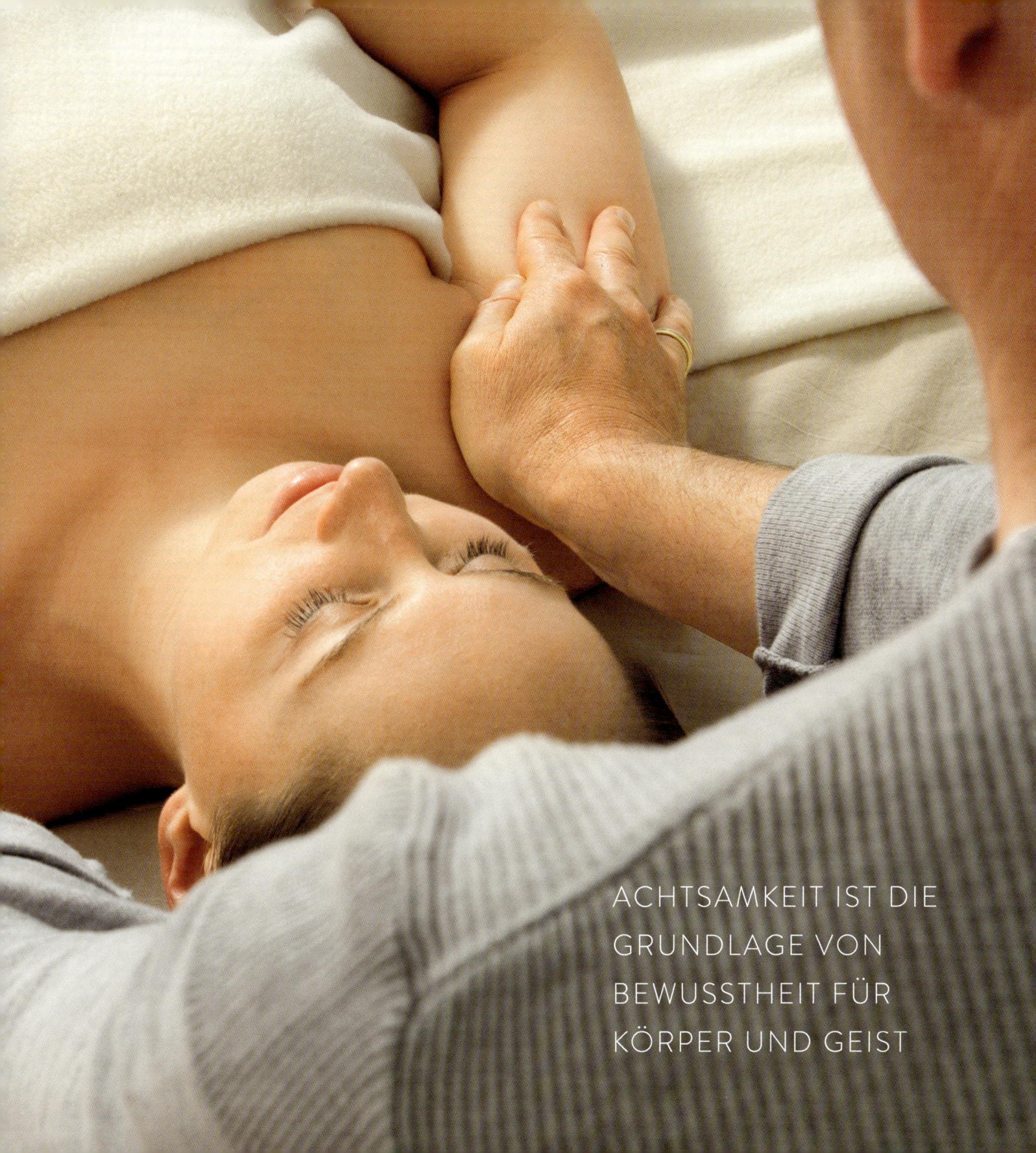

ACHTSAMKEIT IST DIE
GRUNDLAGE VON
BEWUSSTHEIT FÜR
KÖRPER UND GEIST

Welche Körpersegmente betrifft TouchLife Massage?

→ TouchLife bietet für jedes Körpersegment ein-stündige, wirksame und durchdachte Massage-abläufe an, damit individuell und klientenzentriert behandelt werden kann. Beispiele:

- Rückenmassage (einschließlich Becken)
- Beinmassage (Vorder- und Rückseite)
- Schulter- und Nackenmassage (mit Akupressur)
- Massage der Arme und Hände
- Massage von Bauch und Brustkorb
- Fußmassage
- Kopf -und Gesichtsmassage
- Kombinationen aus den genannten Segmenten
- Ganzkörpermassage

Welche Grifftechniken werden bei TouchLife eingesetzt?

→ Alle Griffe aus der klassischen Massage werden genutzt, dazu gehören u. a. Dehn-, Knet-, und kreisende Massagegriffe, die zum Teil nur leicht, manchmal auch mit festerem Druck angewendet werden. Dazu kommen spezielle Techniken und sinnvolle Massagekombinationen, die eine medizi-nische Teilmassage nicht kennt. TouchLife betrach-tet Spannungszonen nicht isoliert von anderen Körperteilen, daher werden häufig große, verbin-dende Ausstreichgriffe (Effleuragen) angewandt, die Energien harmonisch im Körper verteilen und Stauungen ableiten. Um Klienten beim Loslassen zu unterstützen, gibt es »Bewegungsgriffe«. Sie finden hauptsächlich für Arme und Beine, aber auch im Nackenbereich statt.
Akupressurpunkte werden vornehmlich im Schul-ter-Nacken-Bereich und auf den Rückenstrecker-muskeln eingesetzt. Für tiefe Entspannungsphasen sowie zum Massagebeginn und -ende werden ru-hende Handkontakte, unter anderem auf den wich-tigsten Energiezentren des Körpers, eingesetzt.

4 Für welche Beschwerden oder Anlässe empfiehlt sich die TouchLife Methode?

Muskelverspannungen und Dysbalancen kann mithilfe der TouchLife Massage wirksam in allen Körpersegmenten begegnet werden. Wohlbefinden ist wichtig und Entspannung gesund für Körper und Geist. Die Methode steht für Wohlbefinden und Entspannung sowie für die Wiederherstellung der Leistungsfähigkeit und Steigerung der Resilienz durch die sprichwörtliche Kraft, die aus der Ruhe kommt.

Auswirkungen von TouchLife auf den Körper

- Lösung von Verspannungen in Schultern, Nacken und Rücken
- Lösung von Verhärtungen (Myogelosen) in der Muskulatur
- Lösung von Spannungen im Gesicht und Kopfbereich
- Lösung von Haltespannung in Armen und Schultern
- Förderung der Durchblutung (z. B. bei kalten Händen und Füßen)
- Müdigkeit und Mattheit weichen, müde Beine und Füße werden aktiviert
- Erhaltung oder Wiedererlangen der Geschmeidigkeit in der Muskulatur
- Ausgleich von Dysbalancen
- Regeneration nach besonderen Belastungen (Sport, körperliche Anstrengung …)
- Prävention, Gesundheitsvorsorge
- Abbau von Schlacken (z. B. Unterstützung bei Fastenkuren)
- Beruhigung bei Sinnesüberreizung

Auswirkungen von TouchLife auf den Geist

- »Entschleunigung«
- Erfahrung eines Ruhepols im Alltags- und Berufsstress
- Regeneration von Belastungen des Alltags
- Burnout-Prävention
- Tiefenentspannung für Körper und Geist
- Vitalisierung und Harmonisierung des Energieflusses
- Vermittlung von Nähe, Rückhalt und Geborgenheit
- Steigerung von Körperbewusstsein und Selbstannahme
- bewusste Erfahrung von Atemräumen
- Weg zur »inneren Mitte«
- Verwöhntwerden, das man sich als Belohnung oder kleinen Urlaub gönnt
- Loslassen lernen bei Schlafstörungen
- eine Form des körperorientierten Coachings
- mehr Vitalität und Lebensfreude
- Steigerung der Resilienz, d. h. ein Erkennen der eigenen Ressourcen und dadurch bedingt widerstandsfähiger gegenüber psychischen Belastungen zu sein (Stress, Krisen etc.)

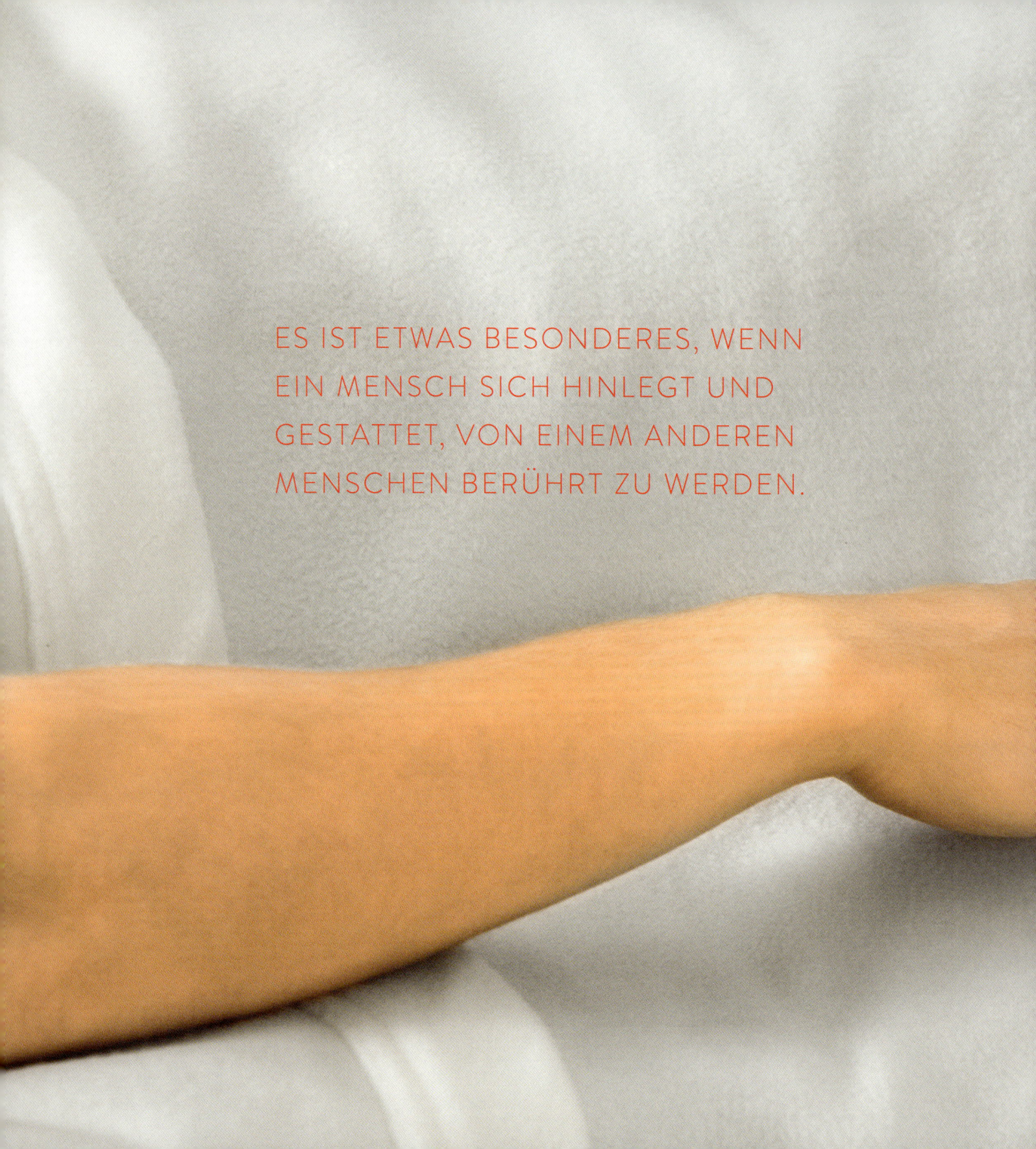

ES IST ETWAS BESONDERES, WENN
EIN MENSCH SICH HINLEGT UND
GESTATTET, VON EINEM ANDEREN
MENSCHEN BERÜHRT ZU WERDEN.

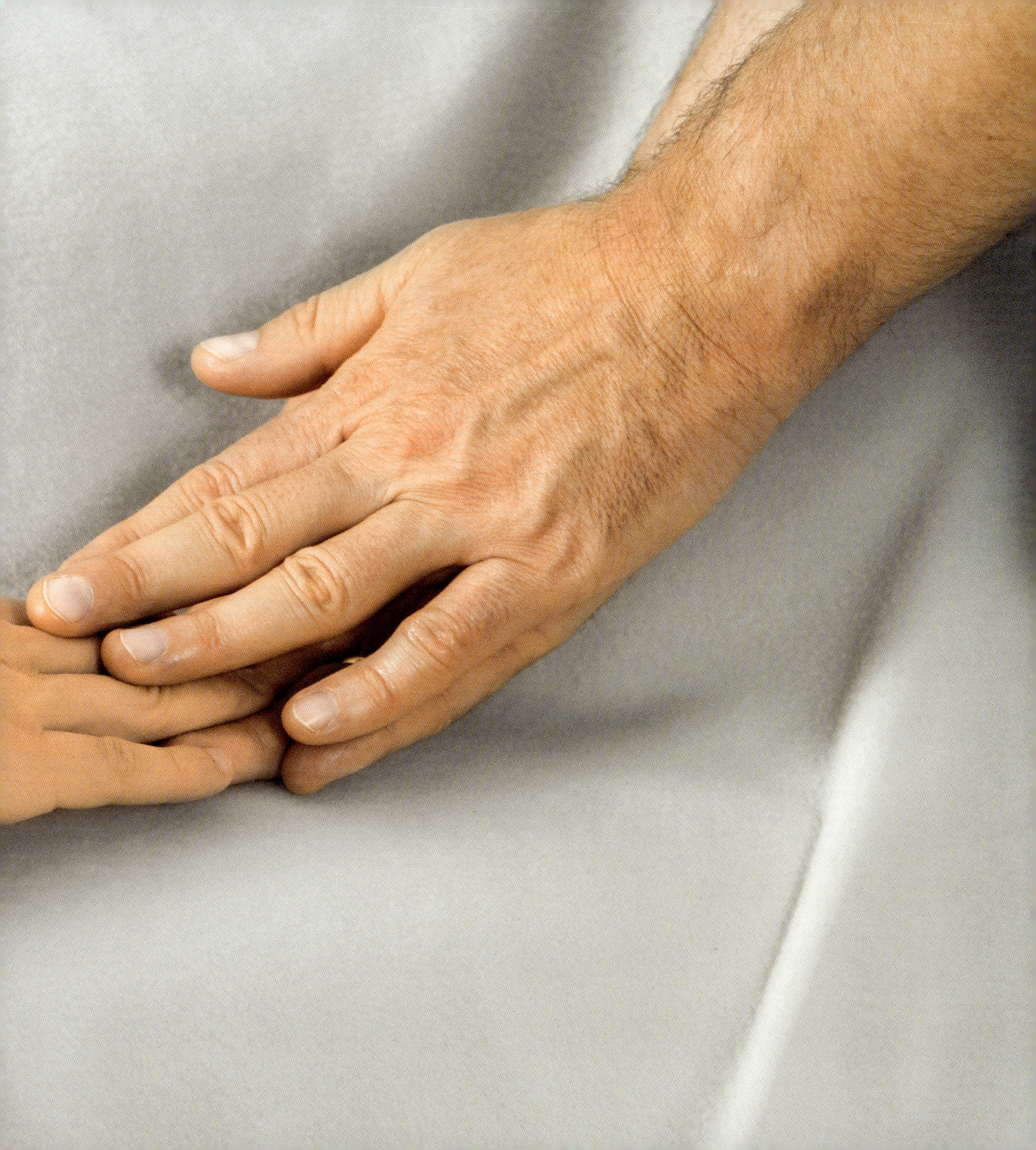

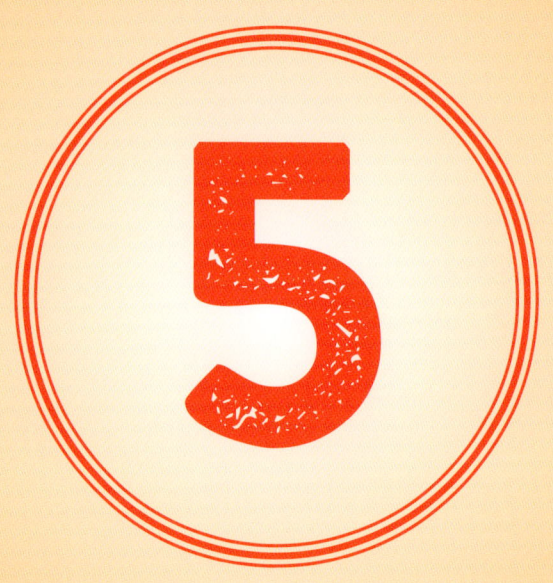

WEITERFÜHRENDE INFORMATIONEN UND EMPFEHLUNGEN

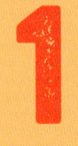

Seminare und Grundausbildung an der TouchLife-Schule

Wir hoffen, dass dir dieses Buch so viel an Inspiration und konkreten Anleitungen gegeben hat, dass du erste Erfahrungen im Geben und Nehmen einer Massage nach der TouchLife Methode machen konntest.

Wie sind deine Massagen angekommen? Haben sich deine Massagepartner nach der Massage besser gefühlt als vorher? Bist du für deine Bemühungen gelobt worden? Hast du Freude beim Massieren empfunden, so dass sich auch für dich der Einsatz gelohnt hat? Würdest du gern mehr darüber lernen? Ganz gleich, wie alt du bist und was du bisher beruflich gemacht hast – es ist möglich. Wenn du jetzt gemerkt hast, dass du mit deinen Händen anderen Menschen etwas geben kannst, dann entwickle dieses Talent weiter.

Die TouchLife Massageschule unterrichtet seit 1989 Anfänger und Fortgeschrittene in der Methode und vermittelt eine fundierte Grundlage aller Massagetechniken, die zu einer ganzheitlichen TouchLife Massage gehören. Das Seminarangebot wird von Hofheim am Taunus (Rhein-Main-Gebiet) aus organisiert, die Kursstandorte befinden sich in verschiedenen Städten in Deutschland, Österreich und der Schweiz.

Ausführliche Informationen über die Ausbildung, Termine und Behandleradressen gibt es auf *www.touchlife.de.*

 ## Schritt für Schritt vom Anfänger zum fortgeschrittenen Behandler

In Einführungsseminaren können die Teilnehmerinnen testen, ob ihnen die Massagearbeit liegt, bevor sie sich für die darauf aufbauende Grundausbildung entscheiden, die in Wochenendseminaren über 12–15 Monate verteilt nebenberuflich absolviert werden kann.

Nach einem differenzierten Lehrplan werden die Teilnehmer schrittweise in alle Aspekte der ganzheitlichen Massage eingeführt. Das betrifft die handwerklichen Fähigkeiten der Massagegriffe, die medizinisch-anatomischen Grundlagen, das therapeutische Verständnis, den verständnisvollen Umgang mit energetischen Phänomenen sowie die geschäftlich-rechtliche Seite für diejenigen, die nach dieser Schulung professionell mit der TouchLife Methode arbeiten möchten.

Das Leitmotiv unserer Arbeit als Massage-Lehrer und Begründer der Methode, ist »Bewusstheit für Körper und Geist« zu schaffen. Dadurch wird die einfache Massagetätigkeit durch zusätzliche Ebenen erweitert und kann eine psychologische und auch eine spirituelle Dimension erhalten. Die TouchLife Massage wird dementsprechend ganzheitlich gelehrt unter Berücksichtigung all dieser Bereiche. Deshalb unterstützen wir jeden Teilnehmer in seinem oder ihrem persönlichen Entwicklungsprozess. Ausbildung und Selbsterfahrung gehen dabei Hand in Hand, denn auf diese Weise lernen die Teilnehmerinnen wirksame Massagen zu geben und können gleichzeitig viel über sich selbst erfahren.

Das Seminarangebot richtet sich nicht nur an Menschen, die bereits in helfenden, therapeutischen oder heilenden Berufen arbeiten und ihr Wissen erweitern wollen. Sondern auch Anfänger, die sich diesem Thema ganz neu widmen möchten, sind herzlich willkommen. Denn die wichtigste Voraussetzung, um die TouchLife Massage erlernen zu können, ist die Freude am Geben!

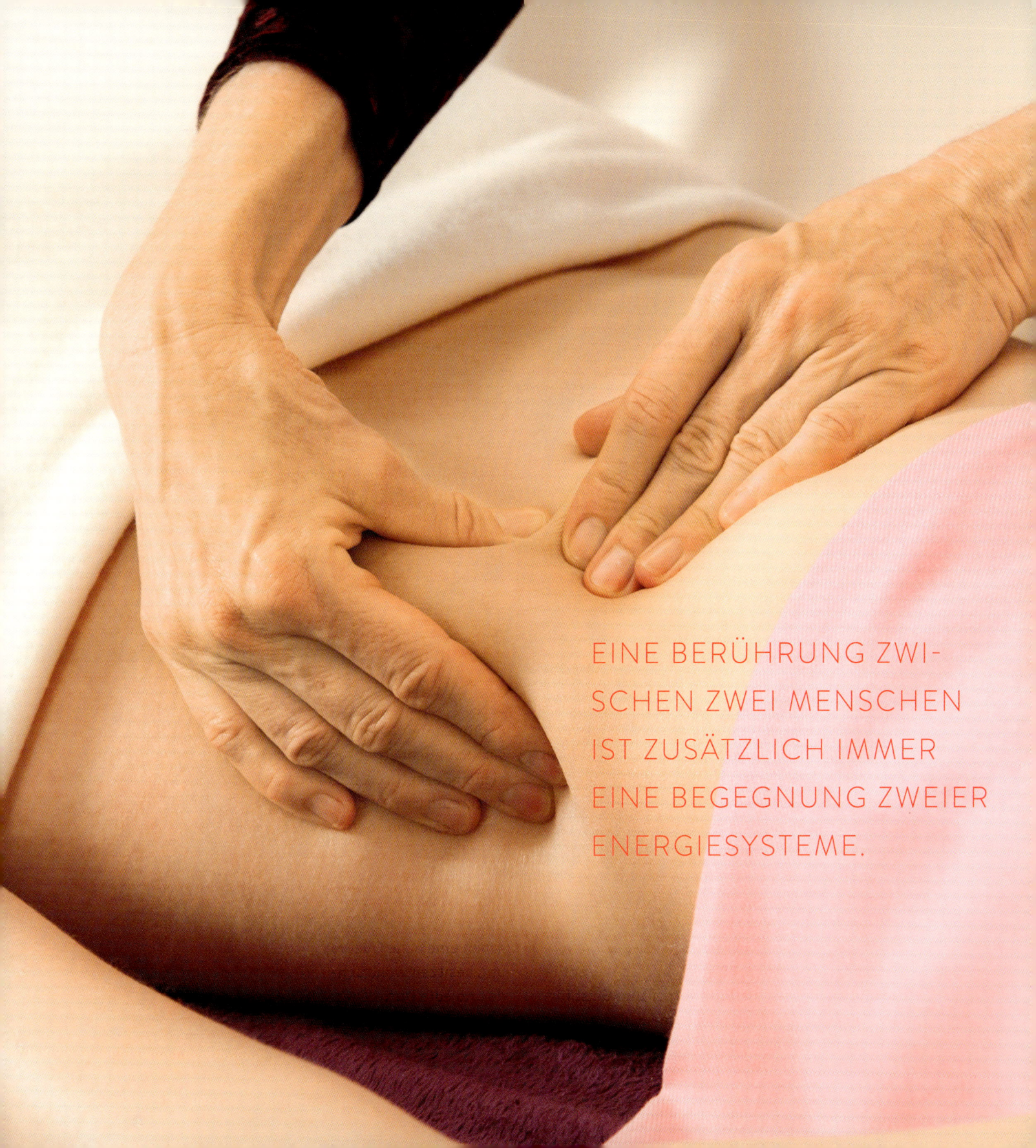

EINE BERÜHRUNG ZWI-
SCHEN ZWEI MENSCHEN
IST ZUSÄTZLICH IMMER
EINE BEGEGNUNG ZWEIER
ENERGIESYSTEME.

2

Wir berühren Menschen: Internationales TouchLife Massage-Netzwerk

Du bist auf der Suche nach einer guten Adresse, um die TouchLife Massage kennenzulernen? »Wir berühren Menschen« – so lautet das Motto des TouchLife Massage-Netzwerks, dem Verzeichnis empfohlener Privatpraxen für TouchLife Massage. Massagepraktiker, die eine Grundausbildung in der TouchLife Methode erfolgreich abgeschlossen haben und ihre Leistungen selbständig anbieten, sind hier registriert. Das Verzeichnis hilft, Praktiker in deiner Umgebung oder auch am Urlaubsort zu finden. Das gedruckte und jährlich aktualisierte Verzeichnis erhältst du auf Wunsch gratis von der TouchLife-Schule oder du informierst dich online bei www.touchlife.de.

Dieses Credo eint alle TouchLife Praktikerinnen und Praktiker: Die Freude am Berühren und anderen Menschen Gutes tun.

3

Zubehör

1

Massageöle und Massagebalsame

Wie Öle und Balsame für die Massage beschaffen sein sollen, haben wir bereits auf Seite 60 f. ausgeführt. Wir haben im Laufe unserer praktischen Arbeit bereits viele Massageöle getestet.

Die Haut soll durch sie nur mit den besten Inhaltsstoffen berührt und versorgt werden. Wichtig ist uns, dass diese aus kontrolliert biologischem Anbau stammen und bei der Herstellung konsequent auf schonende Verfahren (z. B. niedrige Hitze beim Pressen der Ölsaaten…) geachtet wird. In der Arbeit mit Menschen finden wir jene Qualitäten unterstützend, die die Konzentration auf das Wesentliche und die Bewusstheit für Körper und Geist fördern. Diese Eigenschaften wünschen wir uns auch von einem Massageöl.

Unser Qualitätsanspruch wird seit 2011 durch die Bruno Zimmer Ölmühle (Saarland) erfüllt. In diesem Familienbetrieb werden nach speziellen Rezepturen, die Kali Sylvia von Kalckreuth kreiert, die *Glücksgriffe Massageöle und -balsame* nach alter Tradition in Bio-Qualität hergestellt. Es gibt derzeit 14 verschiedene Duftkompositionen.

Glücksgriffe Massageöle und Balsame haben eine hohe Qualität und besitzen wohltuende und edle Düfte. Diese Öle und Balsame bringen die Berührung in

Fluss, nähren die Haut und sammeln den Geist in entspannter Lebendigkeit. Die Zutaten für sämtliche Basisöle sowie für alle 100% natürlichen, ätherischen Öle stammen aus Bio-Anbau.

Eine Übersicht der Bezugsquellen kann jederzeit kostenlos beim Leserservice des Verlags angefordert werden (siehe unten).

2 Massagetische

Massagetische sollten für die Massage 185 cm lang und 70–80 cm breit sein (kleinere Personen mit geringerer Armreichweite wählen einen 70er-Tisch). Die ideale Arbeitshöhe ist abhängig von der Körpergröße, daher sind höhenverstellbare Tische am besten.

Empfehlenswert und praktisch sind zusammenklappbare Massagetische, die man zu Hause leicht verstauen kann, wenn sie nicht gebraucht werden. Wegen der sympathischen Anmutung empfehlen wir ein Untergestell aus Holz und nicht aus Aluminium.

Wenn du vorhast, deinen Massagetisch auch manchmal außer Haus zu verwenden, ist die Anschaffung einer Transporttasche sinnvoll. Diese sind aus widerstandsfähigem Kunststoffmaterial, das die Oberfläche des Massagetisches beim Transport schützt. Außerdem erleichtern die breiten Schultergurte dieser Taschen das Tragen.

Für einen guten Liegekomfort ist vor allem die Polsterung entscheidend. Medizinische Untersuchungsliegen haben ca. 3 cm Polsterung. TouchLife Praktiker verwenden Tische mit 5–7 cm Polsterung. Wir empfehlen, Markenprodukte im Fachhandel zu kaufen. Massagetische folgender Firmen haben wir getestet und für gut befunden: ZEN-Massageliegen, Earthlite und Clap Tzu.

Eine Übersicht der Bezugsquellen zusammenklappbarer Massagetische sowie zu Massageölen kann jederzeit kostenlos und unverbindlich beim Leserservice des Verlags angefordert werden:

NaturaViva Verlags GmbH · Leserservice
Postfach 1203 · D-71256 Weil der Stadt
Tel. +49 (0) 70 33 / 138 08-16 · Fax -13

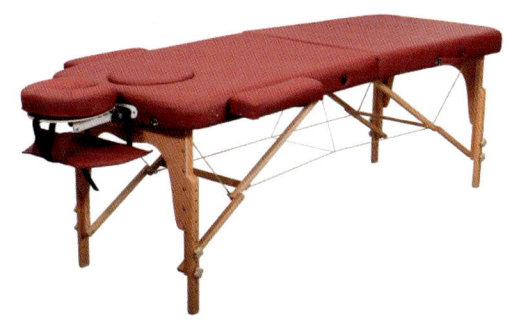

4 Musikempfehlungen

Die hier aufgeführte Musik ist nur eine kleine Auswahl, die zur Orientierung dient. Es ist wichtig, dass durch sie angenehme Klangräume geschaffen werden, die gut zu einer entspannenden Massage passen.

ANUGAMA Environment 2 River/Bells (Label: SbF/Sound Design) · Healing (Label: Open Sky/Silenzio) Shamanic Dream 1 (Label: Open Sky/Silenzio)

DEUTER Atmospheres (Label: New Earth/Silenzio) East of the Full Moon (Label: Mis) · Empty Sky (Label: New Earth/Silenzio) · Koyasan – Reiki Sound Healing (Label: New Earth/Silenzio) · Sea & Silence (Label: New Earth/Silenzio) · Spiritual Healing (Label: New Earth/Silenzio)

BRIAN ENO Ambient 1 – Music for Airports (Label: Virgin/Universal Music)

GABON Source of Silence (Label: Medial/Silenzio)

BERNHARD HERING Birth Music (Label: KlangRaum)

5 Literaturempfehlungen

Sue Atkinson und Carole Mac Gilvery: **Aromatherapie, Massage, Yoga** (DuMont)

Michael Barnett: **One** (CEC)

Jutta Becker (Hrsg): **Die Seele berühren und den Körper erfahren. Die ila-Methode: Gesundheit für den ganzen Menschen** (Fit fürs Leben Verlag in der NaturaViva Verlags GmbH)

Gerda Boyesen: **Über den Körper die Seele heilen. Biodynamische Psychologie und Psychotherapie** (Kösel)

Charles V.W. Brooks und Charlotte Selver: **Erleben durch die Sinne. Sensory Awareness** (Junfermann)

Malcolm Brown: **Die heilende Berührung. Organismische Psychotherapie** (Synthesis)

Deepak Chopra: **Die heilende Kraft. Ayurveda, das altindische Wissen vom Leben, und die modernen Naturwissenschaften** (Driediger)

Rüdiger Dahlke: **Der Körper als Spiegel der Seele** (Mosaik bei Goldmann)

Rüdiger Dahlke: **Krankheit als Sprache der Seele. Be-Deutung und Chance der Krankheitsbilder** (Goldmann)

Thorwald Detlefsen und Rüdiger Dahlke: **Krankheit als Weg. Deutung und Be-Deutung der Krankheitsbilder** (Goldmann)

Maria Hippius-Gräfin Dürckheim: **Geheimnis und Wagnis der Menschwerdung. Schriften zur Initiatischen Therapie** (Oratio)

Ken Dychtwald: **Körperbewusstsein. Eine Synthese der östlichen & westlichen Wege zur Selbst-Wahrnehmung, Gesundheit & persönlichem Wachstum** (Synthesis)

Moshe Feldenkrais: **Bewusstheit durch Bewegung. Der aufrechte Gang** (Suhrkamp)

Tiffany Field: **Streicheleinheiten, Gesundheit und Wohlergehen durch die Kraft der Berührung** (Knaur MensSana)

Richard Gordon: **Deine heilenden Hände. Eine Anleitung zur Polarity-Massage** (Hugendubel)

Marianne Haag und Sophie Ludwig: **Elsa Gindler – von ihrem Leben und Wirken »wahrnehmen, was wir empfinden«** (Christians)

Louise Hay: **Heile Deinen Körper. Seelisch-geistige Gründe für körperliche Krankheit und ein ganzheitlicher Weg, sie zu überwinden** (Lüchow)

Deva Vanshi Anita Hinterschuster: **Mein Standpunkt auf der Erde: Eine ganzheitliche Fußreflexzonentherapie für Körper und Seele** (Fit fürs Leben Verlag in der NaturaViva Verlags GmbH)

Alexa Kriele: **Sprich mit deinem Körper. Engel weisen Wege zur Heilung** (Knaur MensSana)

Nitya Lacroix: **Massage mit ätherischen Ölen** (Urania)

Alexander und Leslie Lowen: **Bioenergetik für jeden** (Kirchheim)

Ilse Middendorf: **Der Erfahrbare Atem in seiner Substanz** (Junfermann)

Ashley Montagu: **Körperkontakt** (Klett-Cotta)

Rita Nussbaumer und Theo Vogel: **Düfte für Körper und Seele. Grundlagen der Aromatherapie** (NaturaViva)

Nyanaponika: **Geistestraining durch Achtsamkeit** (Beyerlein & Steinschulte)

Carl R. Rogers: **Die nicht-direktive Beratung** (Fischer Taschenbuch)

Shalila Sharamon und Bodo J. Baginski: **Das Chakra Handbuch** (Windpferd)

Keith Sherwood: **Die Kunst spirituellen Heilens. Der Weg zur vollkommenen Gesundheit** (Lüchow)

Herbert Will: **Georg Groddeck. Die Geburt der Psychosomatik** (dtv)

Weitere Bücher der Autoren

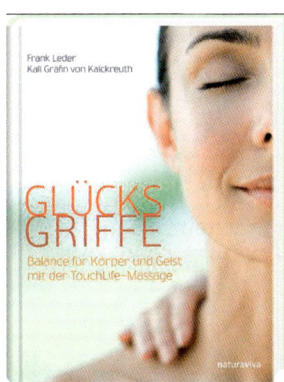

Glücksgriffe – Balance für Körper und Geist mit der TouchLife Massage

196 Seiten, ISBN 978-3-935407-06-9, NaturaViva Verlag

- Grundlagen ganzheitlicher Massagearbeit
- 70 Massagegeschichten aus 20 Jahren Praxis
- Wegweisend für alle, die mit Berührung arbeiten

Dieses Buch macht einfach Freude. Die »Glücksgriffe« bieten eine fachübergreifende Zusammenstellung neuester Erkenntnisse, wieso Berührung eigentlich wirkt, (fast) jedem Menschen gut tut und deshalb in allen Kulturen im therapeutischen Kontext von Bedeutung ist. Im zweiten Buchteil laden bemerkenswerte, persönliche Massageberichte und -geschichten ein, in eine sehr menschliche und berührende Welt einzutauchen. Wer sich für Massage, Körperarbeit, Kommunikation, ganzheitliche Entwicklung oder einfach für besondere und schöne Kurzgeschichten interessiert, macht einen Glücksgriff mit diesem Buch.

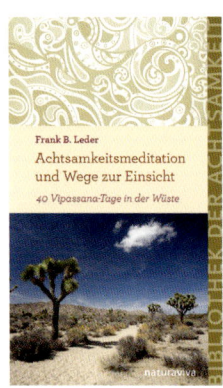

FRANK B. LEDER

Achtsamkeitsmeditation und Wege zur Einsicht
40 Vipassana-Tage in der Wüste
232 Seiten, NaturaViva Verlag, ISBN 978-3-935407-70-0 (auch als E-book erhältlich)

- So gelingt die Achtsamkeitsmeditation
- Begegnung mit Ruth Denison, Pionierin der Vipassana-Meditation im Westen
- Einführung in Grundlagen des Buddhismus
- Für mehr gelebte Spiritualität im Alltag

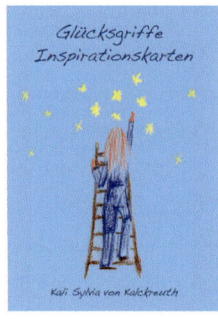

KALI SYLVIA VON KALCKREUTH

Glücksgriffe Inspirationskarten
48 Karten im Set inkl. Begleitheft, TouchLife-Schule (Karten online ansehen: www.facebook.com/touchlife.massage)

- 48 individuell gestaltete Karten zur Kontemplation
- als Werkzeug in ganzheitlichen Behandlungen
- als Affirmationskarte/Erinnerung
- als besondere Grußkarte

Zum Kartenset (Format: 10 × 15 cm) gibt es ein Begleitheft, das jeden der 48 Begriffe, z. B. Mitgefühl, Klärungsbedarf, Einsicht, Berufung etc. definiert und Fragen anbietet, die das Thema reflektieren helfen. Die Inspirationskarten können als Kommunikationswerkzeug in ganzheitlichen Behandlungen und Beratungsstunden eingesetzt werden.

7 Über die Autoren

Kali Sylvia von Kalckreuth
1959 in Düsseldorf

»Das Erlernen von Achtsamkeit begleitet mich seit mehr als 35 Jahren. Ich fand Achtsamkeit in Yoga, in T'ai Chi, Qi Gong, in verschiedenen Meditationstechniken, in der Körper- und Atemarbeit, in der außergewöhnlichen Energiearbeit von Michael Barnett (seit 1981) und in der Vipassana-Meditation bei Ruth Denison (seit 1989). Einer von vielen Wegen, die Achtsamkeit anzuwenden, bestand darin, sie in die TouchLife Massage methodisch zu integrieren. Achtsame Berührung und Bewusstheit für Körper, Geist und Seele sind die Basis dieser Arbeit. Auf dieser Grundlage arbeiten wir mit Menschen und an uns selbst.«

Tätigkeiten
- (Mit-)Begründerin der Methode der TouchLife Massage nach Leder & von Kalckreuth
- Leiterin der TouchLife-Schule
- Ausbildungsleiterin TouchLife Massage für Anfänger und Fortgeschrittene
- (Mit-)Begründerin TouchLife-mobil, Massage am Arbeitsplatz
- Seminare für Vipassana/Achtsamkeitsmeditation
- Körper-Energie-Übungen in Bewegung und Stille
- Kreation der Glücksgriffe Massageöle
- Persönliche Beratung und Achtsamkeitsschulung

Frank B. Leder
1962 in Hofheim/Taunus

Ausbildungen / Berufe:
1981/82 Zivildienst in der individuellen Betreuung Schwerstbehinderter, Frankfurt/Main
1983/84 Massage- und Körpertherapeut, Heartwood College for the Natural Healing Arts, USA
1985/86 Staatlich anerkannter Masseur, u. a. Bethanien Krankenhaus, Frankfurt/Main
TouchLife Praktiker, Massage-Lehrer und Seminarleiter
Seit 1981 Vipassana-Meditation bei Ruth Denison
Seit 1985 Transpersonale Psychologie bei Michael Barnett

Tätigkeiten
- Privatpraxis für TouchLife Massage
- (Mit-)Begründer der Methode der TouchLife Massage nach Leder & von Kalckreuth
- Leiter der TouchLife-Schule
- Ausbildungsleiter TouchLife Massage für Anfänger und Fortgeschrittene
- Koordinator Internationales TouchLife Massage-Netzwerk
- (Mit-)Begründer TouchLife-mobil, Massage am Arbeitsplatz
- Seminare für Vipassana/Achtsamkeitsmeditation
- Lesungen, Vorträge, Beratung

Kontakt

Wie sind deine Massagen gelungen?

Was hat dich berührt?

Wir freuen uns über dein Feedback!

Frank B. Leder & Kali Sylvia von Kalckreuth

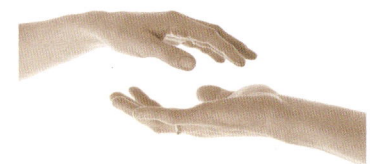

TouchLife-Schule
Breckenheimer Str. 26 a
D-65719 Hofheim

Tel: +49 (0) 61 92 - 245 13
Fax: +49 (0) 61 92 - 245 44
team@touchlife.de

www.touchlife.de
www.touchlife-mobil.de
www.achtsamkeitsmeditation.net

Die Bücher der Autoren sind in jeder gut sortieren Buchhandlung erhältlich. Ein *verlagsneues* Buch bekommt man in Deutschland und Österreich überall zum selben Preis. Die kulturelle Vielfalt wird durch die gesetzliche Preisbindung geschützt. In Stadt und Land, im Internet sowie in jeder Buchhandlung gilt der gebundene Ladenpreis.

Mehr Informationen über Bücher zu ganzheitlicher Gesundheit gibt es kostenlos und unverbindlich bei der NaturaViva Verlags GmbH
Postfach 1203
D-71256 Weil der Stadt
Tel. +49 (0) 70 33 - 138 08 16
Fax +49 (0) 70 33 - 138 08 17

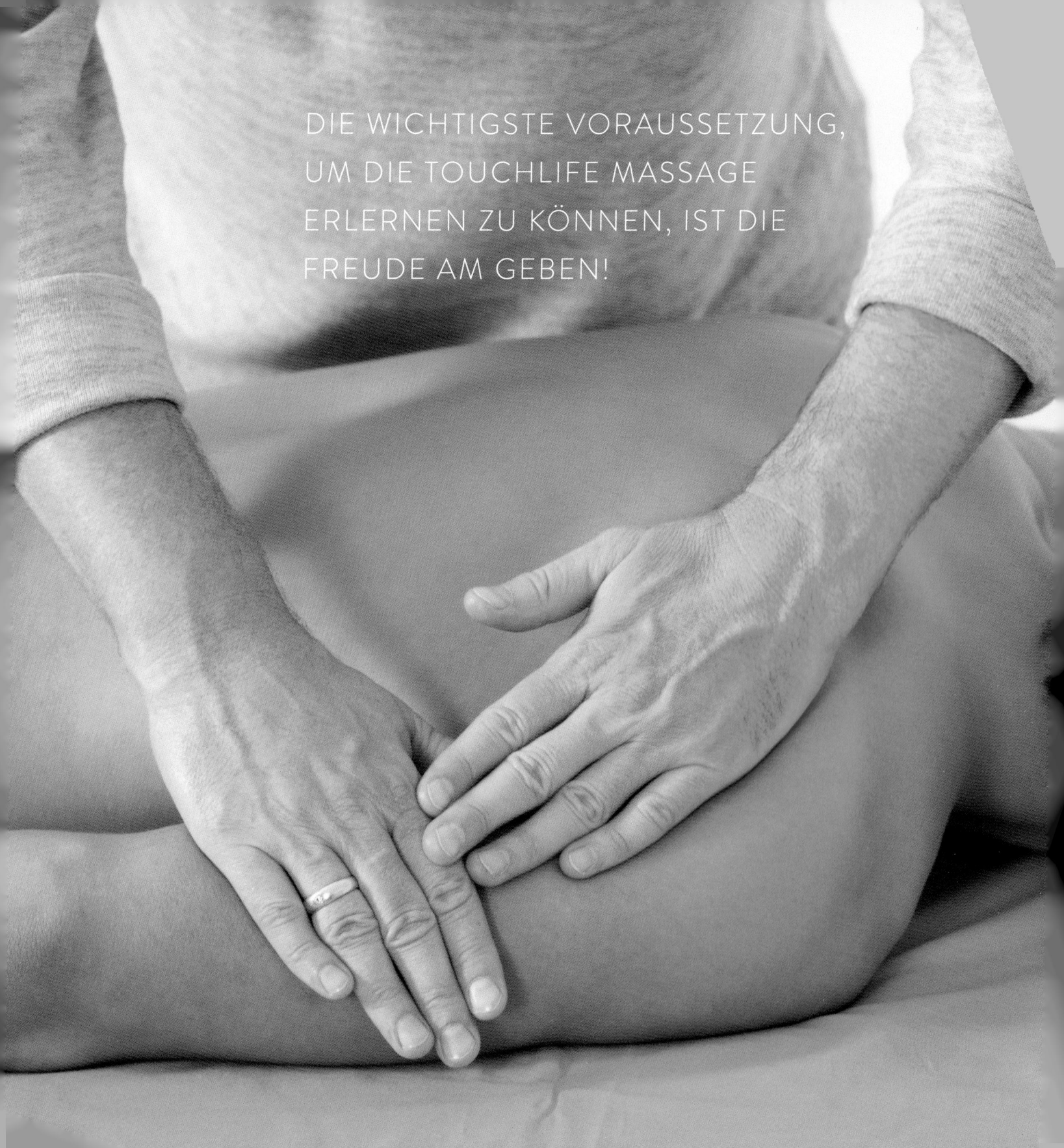

DIE WICHTIGSTE VORAUSSETZUNG,
UM DIE TOUCHLIFE MASSAGE
ERLERNEN ZU KÖNNEN, IST DIE
FREUDE AM GEBEN!